NEW MEDICAL MANAGEMENT

ナースを育てる対話の技術

葛田一雄 (株)ケイツーマネジメント代表
Kazuo Kuzuta

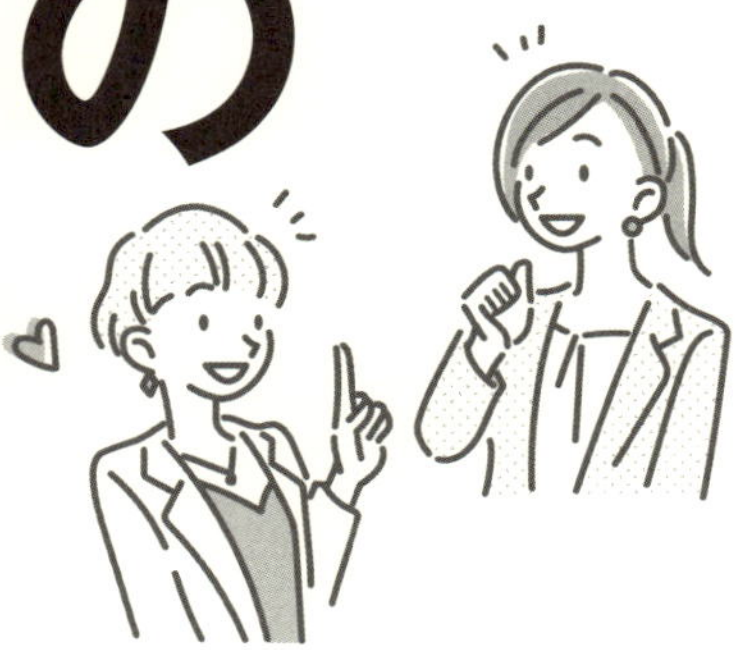

ぱる出版

まえがき　～共感される対話をめざそう

「No buts.」の管理者になっていませんか。

「But… But…（でも……だけど……）」のように、不平不満を言うのは無し、あるいは言い訳するな、という対応です。

その結果、いつも、同じ答えを求めていませんか。

Yes、あるいは、はい。

この2つだけが答えではありません。

Yes but も答えの1つに含めてください。イエスバット話法とは、相手の言い分を一度「肯定」して受け止め、その上で反対意見を述べる応酬話法と呼ばれる話法の1つです。相手の意見や主張に対し、いきなり否定や反論をするのではなく、一旦納得、賛成、共感をしてから自身の考えを述べることです。相手の心の障壁を取り除き、対話を円滑にする話法です。

まずは、看護のことを見直してみましょう。

ナイチンゲールが生まれた5月12日は、〝世界看護の日〟です。

現代でも続く看護体制、病棟のナースコールやナースステーション、病床の配置など病院建築の形体を考案したのはナイチンゲールです。看護体制や看護技術の起点は、１８６０年40歳の時に出版した『Notes On Nursing（看護覚え書）』ではないでしょうか。看護の原点と基本的原理が論述されており、看護教育の教本として、今でもベストセラーです。内容は、患者一人における療養空間、窓やベッドの配置方法など病院建築におけるナイチンゲールの考察が述べられています。

ナイチンゲールの言葉には「ナースを育てる対話の技術」の要諦が数多くありますが、３つの領域について例示します。

【看護に対する姿勢＆意欲 -ナイチンゲールの言葉より-】

１ 害を与えてはならない
「病院の第一条件は、病人に害を与えないことである。」

２ 言い訳をしない
「私が成功したのは、言い訳をしなかったからです。」

３ 誰のため、何のため、準備には目的がある
「病人には最高のものを用意することが重要である。」

4 不満を持ってもいい

「自分の持っているものに不満を持つ人がいなければ、世界はそれ以上のものに到達できないでしょう。」

【育成のための自分、相手そしてチームとの関わり ‐ナイチンゲールの言葉より‐】

育成は、自分、相手そしてチームの3つの対象、つまりトライアングルの視点が欠かせません、

1 自分の成長

「あなた方は進歩し続けない限りは、退歩していることになるのです。」

2 相手と真摯に向き合う

「恐れを抱いた心では、何と小さいことしかできないことでしょう。」

3 チームとは苦悩する者のためにある

「天使とは、美しい花をまき散らす者ではなく、苦悩する者のために戦う者である。」

【育成に必要な対話・10訓】

相手の目の高さに立って向き合い、対話を真摯に促進しましょう。そのための10訓を挙げます。ナイチンゲールの言葉から10の例示です。英語の原文から訳しましたので、やや、意訳も

ありますが、受けとめてください。

①行動に変える

「人の思いは、言葉に変わることで、無駄にされているように、私には思えるのです。それらは皆、結果をもたらす行動に、変わるべきものなのです。」

②宝物は現場にある

「どんな仕事をするにしても、実際に学ぶ事ができるのは、現場においてのみです。」

③人間に関心を持つ

「看護を行う私たちは、人間とは何か、人はいかに生きるかをいつも問いただし、研鑽を積んでいく必要があります。」

④いたるところにチャンスあり

「物事を始めるチャンスを、私は逃しません。たとえマスタードの種のように小さな始まりでも、芽を出し、根を張ることがいくらでもあります。」

⑤修練が欠かせない

「人生を生きるには、修練が必要です。まずまずの目的、過ち多き行為、ぐらぐらしている意志のうちに人生をうやむやに過ごしてはなりません。」

⑥仕事をする

「何かに対して使命を感じるとはどういうことであるでしょうか？　それは何が「正しく」何が「最善」であるかという、あなた自身が持っている高い理念を達成させるために自分の仕事をすることであり、もしその仕事をしないでいたら、指摘されるからするというのではない、ということではないでしょうか。これが熱中するということであり、自分の使命を全うするためには、誰もが持っていなければならないものなのです。」

⑦恐れない

「恐れを抱いた心では、何と小さいことしかできないことでしょう。」

⑧進歩する

「進歩のない組織で持ちこたえたものはありません。」

⑨心を打ち込む

「私たちは、自分が誉められるためにではなく、私たちが選んだこの仕事に名誉をもたらし、それを前進させるために、心を打ち込んで事を成し遂げていこうではありませんか。」

⑩自己を投入する

「自分自身ではけっして感じたことのない他人の感情のただなかへ自己を投入する能力を、これほど必要とする仕事は他に存在しません。」

10番目の言葉について少し触れておきます。看護の仕事は、他者の感情に深く共感し理解すること、他者の感情とくに苦しみや悲しみに寄り添うことです。「もし、私が患者だったら」という立場変容によってこまごましたことにも気を配り、患者を守り抜く覚悟が必要です。

２０２４年９月

㈱ケイツーマネジメント代表　葛田一雄

ナースを育てる対話の技術
—もくじ

パート1 なぜ、これからの看護管理者にはコミュニケーション・マネジメントスキルが求められるのか

パート2 本気でナースを育てるならとにかく「聞く」ことから始めよう

パート3 プロのナースを育成する上で大切な「看護のマインド」や「倫理」の教え方

パート6 ナースを早く一人前にして結果が出せるように育てるにはどうしたらいいか

【人的資源管理のポイントと進め方】

パート7 これからの時代にナースが挑戦すべきこと

パート 1

なぜ、これからの看護管理者にはコミュニケーション・マネジメントスキルが求められるのか

① ナースとの信頼関係を築くコミュニケーション・マネジメントが重要になってきた

コミュニケーション・マネジメントとは、伝達手段によって適切な情報管理を行うプロセスを管理することです。意思疎通や情報共有をスムーズにし、相手との信頼関係を構築するために必要な管理です。

プロジェクトやチームを管理する場合、情報伝達手段が必須です。意思疎通がままならない状態では、人間関係の発展は望めません。

看護は、チームとして運営する場面が多くあります。チームには信頼関係が欠かせません。信頼関係を築くためにも適切なコミュニケーションが必要です。

まずは、コミュニケーションの手段です。コミュニケーションの手段は言語コミュニケーションおよび非言語コミュニケーションに大別することができます。

言語（バーバル）コミュニケーションとは、会話、文字など言語的な言葉によるコミュニケーションです。言語によって情報共有や意思疎通を図ります。

非言語（ノンバーバル）コミュニケーションとは、表情や身振り手振り（ジェスチャー）、視線、声のトーン、コンテキスト（文脈）など『言葉以外』の表現でのコミュニケーションです。

アメリカの心理学者メラビアンは、言語よりも非言語的なもののほうが多くの情報が伝わることを発見し、メラビアンの法則と名づけました。バーバル（Verbal）は、言葉の、言葉から成る、話し言葉で表わした、口頭の、という意味合です。

ノンバーバル（non-verbal）は、言語以外で行うコミュニケーションであり、人の表情や声の調子、香りなど、人間が五感によって伝達することのできるコミュニケーションです。コミュニケーションスキルは、次のコミュニケーションスキルの訓練によって鍛えることができます。

1 コミュニケーション・マネジメントを進めるための、「6つ」の基本スキル

次に説明するスキルは、一定の水準を維持するために、鍛えたい基本的なコミュニケーションスキルです。

①Self-control（自己統制）のスキル
感情や行動を統制するスキルです。

②Expressive power（表現力）のスキル
相手に分かるように伝えるために考えを言葉にするスキルです。

③deciphering ability（解読力）のスキル
伝えたいことや考えを汲み取るスキルです。

④self-assertion（自己主張）のスキル
意見を受け入れてもらえるように、主張あるいは説得するスキルです。

⑤acceptance of others（他者受容）のスキル

相手の立場に立って考え、相手を尊重するスキルです。

⑥ relationship adjustment（関係調整）のスキル

良好な人間関係を保つためのスキルです。

2　コミュニケーション・マネジメントの質を高める「7つ」のスキル

質の高い看護チームを運営するために必須なコミュニケーションスキルが7つあります。看護管理者にとっては看護師を育成し、看護チームをまとめるために欠かすことができないスキルです。

① Membership formation（メンバーシップ形成）のスキル

メンバーシップは、チームメンバーそれぞれが自身の役割を理解し、行動してチーム全体に貢献することです。意図を正しく理解し、適切に「報告・連絡・相談」を行うためのスキルです。

② Relationship（リレーションシップ）のスキル

リレーションシップは、関係性や結びつきなど人や感情のつながりを表します。良好な人間関係は、チームワーク向上や患者満足度の向上、そして組織の業績向上にも直結します。

③ Discussion（ディスカッション）のスキル

カンファレンス展開に必要なスキルです。ディスカッションは、討論や議論という意味です。決められたテーマに対して自由に意見を交わします。

意見を交わすことが目的であり、2人以上でディスカッションは成立します。

④ Followership（フォロワーシップ）のスキル

チームの成果をあげるために、自律的かつ主体的にリーダーや他メンバーに働きかけ支援することです。信頼関係を構築しチームを支援するためのスキル です。

⑤ Presentation（プレゼンテーション）のスキル

企画や意図に対する理解を促すために効果的な説明を行うことです。人前で自信を持って魅力的に伝えるためのスキルです。

⑥ Client（クライエント）に対するスキル

クライエントは、個人、家族、地域社会などの個人や集団、社会という単位を指す用語ですが、看護においては特に患者様が対象です。患者様の悩みを引き出し効果的な看護を提供するためのスキルです。

⑦ Management（マネジメント）のためのスキル

組織の成果を上げるためにヒト・モノ・カネなどの経営資源を効率的、効果的に活用し、リスク管理を行い、設定した組織の目標やミッション達成を目指すことです。

❷ コミュニケーション・マネジメントをさらに高めるために必要なスキルとは

1 コミュニケーションスキルをさらに高めるために必要な8つのスキル

（1）質を高めたい「8つ」のコミュニケーションスキル

看護管理者に管理の対象を集約すると、「QCDS」です。Quality（品質）、Cost（費用&経費）、Delivery（入退院期間の管理など時間管理）およびSatisfaction（安全で快適な状態）のことです。QCDSの質向上のためには次の8つのコミュニケーションスキルが必要です。

①Relationship of trust（信頼関係の構築）のスキル

信頼関係は、お互いが安心した状態で頼りにしあえる関係のことです。時間をかけて相手との関係性を積み上げていくことによって、信頼関係が構築します。

円滑に看護チームを推進するためには、信頼関係を構築することが欠かせません。信頼関係は、自分のことを理解してもらう（自己開示）など適切なコミュニケーションを通じて、他者とのつながりを深め、共感や理解を示すことで構築されていきます。

②Problem solving（問題解決）のためのスキル

問題解決とは、問題の背後にある真の問題を特定し、原因に対する解決策を講じ、解決することです。コミュニケーションスキルは、問題解決にも求められるスキルです。

③ Information sharing（情報共有）のためのスキル

コミュニケーションは情報の共有や交換に必須です。情報共有とは、看護師が保有している情報を看護チームなど組織全体で共有することを言います。

属人化していた情報を全体で共有することにより、情報を活用して組織全体の質や効率を高めることに繋がります。

④ Conflict management（対立管理）のためのスキル

対立の原因が企画に関するものや明確な解決策がない場合に効果的です。対立が長期にわたる場合は、提言や意見を組み合わせたり、新しいものを作ったり、協力の仕方を見つけることによって対立を乗り越える方法を見つけていきます。

看護師と看護管理者の間、あるいは、看護師と他の医療職との間には、意見の相違による対立や衝突が起こることも少なくありません。

その場合、真意を理解するために聴き、疑問は質問し、伝えるべきところは伝え、時には譲歩し、納得できるようにまとめるためのコミュニケーションスキル、それが対立管理のためのスキルです。

⑤ human error（ヒューマンエラー）を防止するためのスキル

コミュニケーションの不明瞭さや勘違いが、エラーやミスにつながることが多々あります。

ヒューマンエラーとは、人間が原因となって発生するミスや事故のことです。

人間の行動には、何らかの目的があります。目的を達成するために人間は行動していますが、行動が必ずしも目的どおりの結果につながるとは限りません。ミスや事故といった形で発現してしまうことがあります。これがヒューマンエラーです。

言葉の解釈は人によって異なりますから、まずは、５Ｗ１Ｈ（いつ・どこで・だれが・なにを・なぜ・どのように）管理です。主語を省かないなど、正確かつ明確な情報伝達や確認を行うことで、ミスを防ぐことです。

⑥Generation AI（生成ＡＩ）やInformation and Communication Technology（ＩＣＴ）のためのスキル

テレワークやリモートワークの課題の１つがコミュニケーションスキルです。近未来の必須なスキルである生成ＡＩ（または生成系ＡＩ）は、「Generative AI：ジェネレーティブＡＩ」とも呼ばれ、さまざまなコンテンツを生成できるＡＩです。

ＡＩが、決められた行為の自動化が目的であるのに対し、生成ＡＩはデータのパターンや関係を学習し、新しいコンテンツを生成することを目的としています。Generativeは、生産または発生することができることです。何かを生成できるだけではなく、生成するために学習することができるのが特徴です。

例えば、ChatGPTは、条件に応じた文章を生成することができ、新たなデータを入力して学習することができ、生成する文章の精度を高めることができます。

ＩＣＴは、通信技術を活用したコミュニケーションを指します。情報処理だけではなく、インターネットのような通信技術を利用した産業やサービスなどの総称です。

看護部門ぐるみで生成ＡＩやＩＣＴのスキルを高める時機がきています。

⑦Efficient conference（効率よいカンファレンス）のためのスキル

意見や発言を聞くだけでなく、意図を正しく理解した上で主張を伝えることで、合意を得やすくなります。カンファレンスの進行をスムーズにするためのヒントがあります。意見を聞く、テーマに沿っているかどうかを確認する、進行速度を共有する、時間内に目的を達成する、ことです。

⑧Growth/ability development（成長・能力開発）のためのスキル

能力開発を実施する要点は、一過性の能力開発にしないために育成計画を立案する、理論と実践の双方を意識させる、現場任せにしないで、看護管理者が熱意をもって取り組むことです。

大切なことは、どれだけたくさんのことをしたかではなく、どれだけ心をこめたかです。これはノーベル平和賞を受賞したマザーテレサの言葉です。成長とは、もっともよく発達した形へと、その姿を変える間の変化のことです。

2 自問したい「5つ」のコミュニケーション能力

看護管理者として、自問の要諦です。

①傾聴力を維持向上していますか

コミュニケーションの基礎の1つが「傾聴力」です。話を聴くことができないと、意図や求めるものが正しく理解できませんし、信頼関係の構築も困難です。

②話の本質を理解しようとしていますか

話の要素を分解し、整理し理解する能力が必要です。伝えようとしている意図を正確に捉えることです。質問しつつ、情報を補完していくことも必要です。

③情報を発信していますか

考えを正確に伝える伝達力が必要です。考えをわかりやすく言語化し、誤解を生まないような言葉選びをします。一方的な伝達に終わらないようにすることです。

④共感し、共感を求めていますか

肯定してくれる相手に安心感を覚えます。気持ちや感じ方に同調させる資質や力が共感です。感情や経験を、あたかも自分のこととして考え、感じ、理解し、同調し、共有したりするということです。共感する力は、コミュニケーションにおいて重要なスキルです。

⑤コミュニケーション能力を鍛えていますか

まずは、「ＰＲＥＰ」を認識してください。わかりやすい話し方や文章を心がけることです。ＰＲＥＰと言われる文章構成法を習得してはいかがですか。結論（Point）、理由（Reason）、具体例（Example）、結論のダメ押し（Point）のことです。趣旨に一貫性が保てるようになり、聞き手に過度なストレスを感じさせないようになります。

3 ナースを育てる対話には、どのようなコミュニケーションスキルが必要なのか

1 やる気にさせる言葉、その気にさせる言葉がけのスキル

なぜやる気がないのでしょうか。

それは、ワークエンゲージメントが低いからです。

ワークエンゲージメントとは、仕事にやりがい（誇り）を感じ、熱心に取り組み、仕事から活力を得ている状態を指します。ワークエンゲージメントは、個人と仕事との関係に着目したものですから、ジョブ・エンゲージメントと強い関わりがあります。

ジョブ・エンゲージメントとは、業務への取り組み姿勢を表す心理学用語です。仕事に関する積極的な関わりを意味します。職場のストレス要因にうまく対応できる看護師ほど、精神的健康は良好で、しかも看護行為の質が高いということになります。

看護師がやりたい仕事をやれていなかったり、仕事内容にやりがいがなく、加えて、成長できる方向性を見いだせなかったりしたら、ジョブ・エンゲージメントが低い状態ですから、おのずとワークエンゲージメントは低いので、やる気を出させるために声掛けしても、そうはやすやすと、やる気になることはありません。

勇気づけるつもりで対話をしても、モチベーションが低下してしまう可能性が高いでしょう。

ワークエンゲージメントは、「仕事に積極的で充実した心理状態であり、仕事に誇りを持っていて、仕事に活力を注ぎつつ、また、仕事から活力を得ていきいきしている」ことですから、「仕事に消極的で、仕事に誇りを持つことができないし、仕事に活力を注ぐことができない」状態ではやる気は出るわけがありません。

（1）悩みごとがある

悩みごとを抱えていると、仕事に集中できないし、やる気が出ません。

なぜ、やる気が出ないのでしょうか。

看護管理者でしたら、ほぼやる気が出ない原因は分かると思います。それは、その看護師には悩みごとがあるか、看護管理者との信頼関係がないか、いずれかの場合が多いのですが、看護管理者との関係に安心感がないから悩みごとが相談できないのかも知れません。

看護師に、「モチベーション下がってるんじゃない？」と言ったことはありませんか。自身でモチベーションが下がった感じているときの声掛けとしては逆効果です。

看護師は、人の命に携わる医療職ですからモチベーションは高く保っておきたいと考えているでしょうし、モチベーションを維持しなければいけないと思っているでしょう。

それでも、モチベーションを保ち続けるのは難しいものではないでしょうか。モチベーションとは、動機づけや目的意識であり、人が何かしらの目標（対象）に向けて動くための「原動力」となるものです。何かに向けて「動く」「やる」ためのエンジンです。

看護師それぞれの悩みごとが違うとはいえ、看護管理者としてサポートできることがあるとしたら、解決を支援することでモチベーションをアップさせることができます。

（2）看護管理者との信頼関係がない

看護管理者との信頼関係がない、これは看護管理者であるあなたが、いつか来た道ではないですか。かつてはあなたも、看護管理者との信頼関係がないと思ったことがあると思います。好きな看護管理者から頼まれたものと嫌いな看護管理者から頼まれたもの、実は、同じ業務なのに、モチベーションが違っていませんでしたか。

「この人に頼まれたから頑張ろう」と思った看護管理者とは、どのような人だったのでしょうか。たぶん、あなたの自尊心を傷つけない人ではなかったですか。悩んでいる「あなた」に心からの声掛けがあったと思います。それでも、声掛けだけでやる気になるわけではないと思います。やる気になる言葉だけでなく、普段からの声掛けや後押しなどがあったと思います。

2 どんなときにやる気が出るのか

看護師がやる気になるのは、どのような状況なのか。それは看護管理者のかつての自身の体験の中に答えがあると思います。話をよく聞いてもらえた、信頼してくれた、褒められたなどという体験を思い起こすのではないでしょうか。

（1）話をよく聞いてもらえた

仕事をしながら聞いた、話を遮って自分の意見を述べた、などというのでは話をよく聞いてもらえたとはなりません。いや、「話を聞いてくれない」と思ってしまったのではないでしょうか。話は手を止めて聴く、意見は最後まで話を聞く、つまりは傾聴の姿勢です。共感的理解に基づいて聴くことです。

聴き手が相手の話を聴くときに、相手の立場になって相手の気持ちに共感しながら聴くことを傾聴といいます。

(2) 信頼してくれた

看護管理者と看護師の関係からすると、看護管理者が看護師に信頼してもらうためには、看護管理者が看護師を信頼することが基本です。看護師が看護管理者に信頼してもらえていないと感じれば、看護師は警戒心や不信感を抱いてしまうことでしょう。まずは、看護管理者自身が、看護師を信頼しましょう。

看護師が信頼されていないと感じるときがあります。多くは、仕事を任せてもらえない、必要な情報が与えられない、説明してもらえないときに信頼されていないと思いがちです。「自分でやったほうが早い」、「あなたには知らせない」、「雑用しかできないくせに」、「どうせ言っても理解できないわよね」、「後で説明するわ」、いずれも禁句です。

(3) 褒められた

「ともかく褒める看護管理者」と「欠点をあげつらう看護管理者」、どちらが「あるべき看護管理者」でしょうか。正解はないと思いますが、長所は褒めて伸ばし、短所は補って後押しする、いわゆる「伸長補短」が「あるべき看護管理者」の典型とされています。長所を自覚しているいることを褒められるとうれしくなるものです。自分のことを認めてくれたと心を開いたことや、褒めてくれる人には良い印象を抱いたことがあると思います。

良いと思ったことは意図的、積極的に褒めてください。

「人は失敗するもの、失敗してもOK」「無理しない、ありのままの自分でいいのよ」

最近では、失敗を恐れるあまり、重要な仕事をやりたがらない人が多くなっている傾向にあります。自己肯定感が低い人は、失敗したら責められると思いがちです。

自己肯定感とは、ありのままの自分を肯定する感覚のことです。英語で、self-affirmationといいます。self-esteemは、自分を前向きに高く評価することですが、esteem（評価）は他者との比較です。self-respectは、評価をしないで、「そのままを受け入れて尊重すること」です。

自己肯定感は、仕事のパフォーマンスや人生の満足度を上げる重要な要素のひとつです。

「一緒に頑張ろう」「私がバックアップするね」

未経験の業務、責任が大きな業務は、不安が募り、臆病になるものです。看護師に安心感を与え、一緒に課題に取り組んでください。

「頼りにしている」

「あなたに頼みたい」

業務を任せるときの声掛けです、「頼りにしている」「あなたに頼みたい」、という一言を付け加えます。なぜ頼りになるのかを、理由や根拠を併せて話すことも必要です。

言い方や背景によっては圧力となることがありますから、執拗な褒め方や華美な誉め言葉は禁句です。

「頑張っているね」

日頃の努力や過程を認める言葉です。特に、縁の下の業務をしている看護師には効き目がある声掛けとなるでしょう。

「ここが特に良いね」

「看護記録の書き方、いいわね」

全体に目を通してから、良い箇所を褒める、看護師は確認してもらえた、評価してもらえたと感じるものです。ただし、盛ったり、作ったり、嘘はやがて不信感につながります。

より効果が高まる褒め方のコツは、

「看護部長も褒めてました」

「担当医が褒めていたわ」

「患者様のご家族が褒めていたよ」

のように、第三者を介して間接的に褒めることです。直接言われるよりも、第三者から間接的に言われたほうが信ぴょう性や信頼性が増すものです（ウィンザー効果）。ウィンザー効果とは、利害関係がない人、全くの部外者であることが重要です。権威性のある人の意見に影響されるのはバンドワゴン効果といいます。

「ありがとう」

「助かった」

仕事の手伝いをしてくれたときなどに、「ありがとう」や「助かった」など、労いや感謝の言葉を掛けてください。

3 信頼関係を築き、やる気にさせるスキル

看護管理者が看護師と信頼関係を築き、やる気にさせるスキルとして主要なものは3つあります。傾聴のスキル、質問のスキルおよび言いたいことを伝えるスキルです。さらに身につけておきたいスキルには、ラポール形成のスキル、感情をコントロールするスキル、言いにくいことを伝えるスキル、仕事を任せるスキルがあります。

(1) 傾聴のスキル

評価を入れずに聴くためのスキルです。話を否定しないで、なぜそのように考えるようになったのか、背景に肯定的な関心を持って聴くためのスキルとしては、人の話を傾聴するにあたって必要な要素は「ロジャーズの3原則」です。

心理学者カール・ロジャーズが提唱した「傾聴」には3つの構成要素があるというものです。「共感的理解」「無条件の肯定的関心」「自己一致」です。

共感的理解は、話し手の邪魔をすることなく、自由に安心して話してもらうためには、聞き手の態度が重要であるという考えです。

共感的理解とは、話し手の「私的世界を、それが自分自身の世界であるかのように感じ取る体験様式」ですが、認知的、感情的、身体的な領域を含めた、話し手の「感じ」を感じ取ろうと努力する聞き手のプロセスのことです。

無条件の肯定的関心は、話を善悪の評価や好き嫌いの評価をしないで聴くことです。話を否定しないで、なぜそのように考えるようになったのか、背景を肯定的な関心を持って聴くことによって、話し手は安心して話ができるというものです。

自己一致は、聴き手が相手に対しても自分に対しても真摯な態度に終始し、話が分かりにくい時は分かりにくいことを伝え、真意を確認することです。

自己概念（理想的自己）と経験（現実的自己）が一致している領域（重なっている範囲）が多い状態のことを意味します。一致している領域が少ない状態を「不一致」といいます。

①傾聴のためのスキル

傾聴のためのスキルには、相手の意見を引き出すスキル、共感力、他者の意見を聞いてまとめるスキル、会話を通して信頼関係を築くスキルがあります。

②傾聴技法

遮らない、話の腰を折らない、批判しない、アドバイスをしない、意見を言わない、この5つは傾聴の基本です。傾聴技法には、主として4つの技巧が必要です。「うなずき」、「相槌（あいづち）」、「繰り返し」、「引き出す」です。

まずは、うなずきです。そして、笑いかけ、共感を示すために目線や微笑みなどで応えます。

相槌は、相手の言葉を繰り返すことです。

繰り返しは、聞き返し、オウム返しなど相手の言葉を要約して繰り返すことです。

引き出しは、適切な質問を入れて話を引き出すことです。

③傾聴の手順

傾聴の深度に応じた手順が必要です。「信頼関係の構築」、「問題の把握」、「目標の設定」の3つの手順です。信頼関係の構築、問題の把握、目標の設定に至らないときは、傾聴でやってはいけないことをしているからです。

やってはいけないことは5つです。相手の話をさえぎる、相手の話を評価・批判する、相手の感情表現を受け流す、沈黙に手助けをしすぎる、結論を急ぐの5つです。

（2）互いに信頼しあうラポール形成のスキル

ラポールとは、心理学の用語です。フランス語で「橋を架ける」という意味から、心が通じ合い、互いに信頼しあい、相手を受け入れていることを表します。コミュニケーションスキルの1つです。ラポールを形成するためには、「傾聴」「受容」「共感」です。

相手の話を否定しない、背景に思いをはせながら聴き、相手に心を開いて思いを受け止め、相手の気持ちに寄り添うことです。要は、相手に対して誠実な興味や関心を持つことです。

①相手をよく知る

ラポールを形成するためには、「自分のことを知っていてくれる」「自分に興味を持ってくれている」と感じてもらうことです。

②わかりやすい言葉を使う

相手が理解しやすい言葉を使うことが大切です。看護師が日常的に使うものには、専門用語やカタカナ用語が多くありますが、シンプルでわかりやすい言葉を使用したいものです。

③敬意を持って接する

敬意を持って接することで、良好な人間関係が築きやすくなります。相手と同じ目の高さで接し、対話することです。

④相手のペースに合わせる

聞き上手です。相手のペースに合わせて話を聞くことによって、自分の話を聞いてくれると認識します。

（3）質問のスキル

質問とは、物事の不明点や疑問点などを相手に問いかけることです。質問力とは、物事の不明点や疑問点などを相手に問いかけるスキルです。

質問力を高めることで、課題や障害に対して的確に問いかけ、深掘りすることができます。その結果、問題の解決につながります。

①質問力を高める

相手に関心を持っていることを示せます。質問は、相手に関心を持っていることを示すことになり、2つの効果につながります。

第1の効果は、相手とスムーズに人間関係を築くことができます。

質問力が高いと、相手との信頼関係を円滑に構築することができ、相手から話を引き出すことができます。

第2の効果は、相手からより多くの情報を収集できます。看護管理者としては、対話を通じながら、相手の気づいていなかった悩みを引き出していくことが求められるのではないでしょうか。

②質問の種類を使い分ける
クローズドクエスチョンとオープンクエスチョンがあります。クローズドクエスチョンとは、「はい」「いいえ」の相手が明確に答えられる質問、回答の範囲が限られている質問です。オープンクエスチョンは、回答を限定しないで、相手に自由に答えてもらう質問です。質問は、状況と目的に応じて使い分けが必要です。

③質問力を高めるコツ
質問力を高めるために、3つのモデルがあります。

1つは、質問力が高い人を観察し、まねることです。質問に対して反応が良く、話を引き出すことが上手い同僚や上司をモデルにしてください。

2つは、質問を振り返ってみることです。自分は相手にどういう質問をしていこうか、モデルになる質問を探してください。

3つは、質問の仕方です。モデルになるような質問を真似てみることです。

(4) 言いたいことを伝えるスキル
伝え方を振り返る要素が7つあります。

①何を伝えたか、何が伝わったか

何を伝えるかの意識よりも、何が伝わったかが重要です。異なる意味になることも、理解されなかったこともあるものです。フィードバックを求めて確認してください。

②今が時機か

伝えるタイミングです。今どんな状況にあるのかも考慮する必要があります。

③押し付けになっていないか

自分の都合次第で押し付けになっていないか、情報の押し付け、理解の押し付け、価値観の押し付けでは正しく伝わりません。

④何が結論かわからない

伝えたいことが明らかになっていない、結論があやふやなまま話している類です。

⑤根拠立っているか

根拠が不明なものは、ほとんど伝わらないものです。

⑥相手の期待どおりか

相手が聞きたいことが欠落していたら興味すらわかないかも知れません。

⑦数値や図表は適切か

数値や図表に誤りや省略がないかです。数字と単位の組合せが数値です。図表はあれこれ詰め込んでしまうと理解を得られないものです。

（5）感情をコントロールするスキル（アンガーマネジメント）

感情とは物事に感じて起こる気持ちです。外界の刺激の感覚や観念によって引き起こされる、対象に対する態度や価値づけであり、快・不快、好き・嫌い、恐怖、怒りなどがあります。人間の感情は、喜怒哀楽で表現することがありますし、驚き、恐怖、嫌悪さらには諦めも感情ですし、快や不快、愛憎なども感情です。

否定的、消極的（ネガティブ）な感情は誰もが持っています。ネガティブな感情は、何かに対して怒っている状態（怒り）、思いどおりにいかない（イライラ）、脱力感や失望感、挫折感とともに胸が締め付けられ表情が強張る（悲しみ）、人間が自己の存在の場の秩序やその緊張関係を破ること（罪）、きまりわるく思う（恥）、こわいと思うことやその気持ち（恐怖）、およびひとりぼっちである（孤独）に大別できます。

こうしたネガティブなことを引きずってしまうと、感情のコントロールができなくなります。後悔や恨みが自分の中にある限り、怒りの感情が治まることはありません。感情のコントロールは難しいものですが、怒りの感情が表れたときのヒントがあります。例えば、次のようなことです。

①呼吸を整える
ともかく待ちましょう。
②怒りの本質を見極める
冷静になって考えることです。

③思いを伝える

前向きな言葉で思いやる優しさを伝えます。

④個人差を受け止める

理解する能力などには個人差があります。自分と同じレベルを求めてはいけないということです。

⑤物事を引きずらない

自分の感情をパターン化し、長い時間にわたって引きずらないことです。

⑥癒やす

好きなことをする、好きな音楽を聴いたり、からだを動かしてみるようにする。

（6）言いにくいことでもきちっと伝えるスキル

感情を抑え続けると不満が募ります。不満気な表情を見た相手も不満を感じます。怒りの感情は、逆ギレし、不満を募らせることになります。自分の感情を押し殺して、相手に合わせるような表現方法のことを「ノンアサーティブな表現」といいます。言いにくいことでもきちっと伝えるスキルとは、気持ちや考えを正直に伝え、相手のことも配慮した表現方法、アサーティブな表現です。アサーティブな表現をしつつ、伝える力がある人の次のようなモデルがあります。

【伝える力がある人の表現方法】

①相手の理解度に合わせている

相手の知識や感覚に合わせて話します。

②伝えたい内容を明確に理解している
整理してから話します。

③道筋を立てて論理的に話している
論理的に伝えています。

④一方通行で話さない
相手の目線に立って話をします。

⑤反応によって伝え方を変えている
相手の反応をよく見て話します。

⑥相手に発言の機会を与える
一方的に自分が話をしていません。

⑦たとえ話をする
何かを伝えるときにたとえや例示をして話しています。

⑧反応を見て話をしている
相手の反応を見逃がしません。

⑨キーワードを繰り返している
重要なキーワードを繰り返し伝えています。

⑩あいまいな言葉を使わない
あいまいな言葉を使っていません。

⑪ＰＲＥＰ法を活用している

前にものべましたが、ＰＲＥＰ法とは文章構成方法のひとつです。

・Point／結論
・Reason／理由
・Example／具体例
・Point／結論を繰り返す

ＰＲＥＰ法を活用して、伝えたい内容をまとめて話しています。

（7）仕事を任せるスキル

看護管理者の主要な役割は育成です。効果的な育成の1つが、看護師に仕事を任せることです。任せる意義はキャリア形成とスキルの習得です。看護師は任せられた仕事に向き合い、看護管理者は、見守り、支えます。仕事を任せることが上手くない看護管理者もいます。嫌な顔をされる、チェックをしなければならないから手間がかかる、説明している時間がもったいないなどという理由から任せられないのです。看護管理者の悪循環行動です。育成を疎かにする、看護師に仕事が任せられない、これでは育成ではありません。そこで、仕事の任せ方です。仕事の目的や意義を説明しないままでは手伝いです。

①仕事を任せるために

もし、看護管理者が仕事を任せるということを、看護師が忙しいのにお構いなしに新たな仕事を命じるとか、いちいち口を出すことだと思っていたとしたら、任せるとは程遠いことになっています。これでは、自己効力感（Self-efficacy）が低い状態です。自己効力感とは、自分ならできる、きっとうまくいくと思える認知状態のことです。スタンフォード大学教授で心理学者のアルバート・バンデューラ博士によって提唱された概念です。前にも述べましたが、自己肯定感（self-affirmation）という概念もあります。自分自身の存在を肯定できるとか認められる力のことを自己肯定感といいます。自らの在り方を積極的に評価できる感情、自らの価値や存在意義を肯定できる感情などを意味します。できるかできないかには関係なく、できてもできなくても自分を受け入れることが自己肯定感です。

②裏付ける

段取りがわかりません、やったことがない業務です、私の仕事なのでしょうか。こういった場合は、看護師の強みを活かせる業務、やや難しい仕事を任せることです。看護師の強みを活かし、貢献感と自己効力感を高めるために何をするのか、これが、看護管理者の仕事を任せる基本です。

③信頼して見守る

信頼とは、看護師が看護管理者を信じて頼りにすることであり、看護管理者が看護師を頼りになると信じることです。信頼とは片道通行ではなくて往復です。看護管理者は、あなたならできると信じ、支える徹します。

④反応する

反応とは、行われた仕事に対する評価や改善点を伝えることです。どうしたら再発防止できるかを考えさせ、対話を通してその都度、そして、業務終了後に反応してください。そのためメソッドの1つがコーチング的アプローチで承認しながら対話することです。

コーチング的アプローチとは、個人、チーム、組織が最大の結果を出せるようにすることであり、相手の目標達成を促進するためのコミュニケーションです。コーチング型アプローチで重要なことは、関係性を築くことです。関係性が築けないときには不安な状態にありますから、不安を取り除く必要があります。

⑤質問する

質問とは、不明点や疑問点などを問いかけることです。相手がいることを前提とする能力ですからコミュニケーション能力の1つです。否定的質問と肯定的質問があります。つい相手を責め立てるような質問（否定的質問）をしてしまうことがありますが、そうした質問では相手は萎縮してしまいます。やがて、仕事ができない人間だ、職場に必要な人間ではないと思い込みかねません。エラーを例にとると、どうして事前に確認しなかったの（否定質問）、どうしたらエラーを防げると思う（肯定的質問）、ということになります。

オープン質問とクローズド質問というものもあります。オープン質問とは相手に考える範囲を広げさせる質問です。短い言葉で答えられない質問です。「なぜ~なのですか」「どのように~ますか」などです。クローズド質問とは相手の考えを確かめる質問です。YESかNO、短い言葉で答えることができる質問です。「課題と感じているのは、AあるいはB」、「○○でなく、□□が適しているということですか」、看護管理者としては看護師に考えさせ、自身で教訓を導き出すよう促すことです。

パート2

本気でナースを育てるなら
とにかく「聞く」ことから
始めよう

❶ 看護管理者の仕事はナースを育てることである！

看護管理者の管理スタイルは大きく5つに分けることができます。指揮命令一辺倒型、看護理念固執型、家族型、合意形成型およびロールモデル型です。各管理スタイルの大まかな特徴を例示しておきます。

①指揮命令一辺倒型

やや高圧的です。

スタッフに続けざまに命令し、業務を徹底して指揮します。

②看護理念固執型

理性的です。

看護理念を管理の基盤にして方針、計画、目標を提示して業務をリードします。

③家族型

嫌われたくない思いから仲良しチームを作ろうとします。

④合意形成型

一つひとつ確認や点検をします。

スタッフと合意を形成しつつ、スタッフの改善を要求します。

⑤ロールモデル型

ロールモデルや事例を示し、高い水準の業務を要求します。

管理とは育成することと言いますが、5つの管理スタイルに共通することは育成です。育成とは、スタッフの専門性や人間性を長期間にわたって開発することです。

2 看護管理者が最優先すべきはとにかく「聞き手」に徹するということ

看護管理者にとってコミュニケーションスキルは必須です。体系的な管理手法には欠かせないものですし、育成のためにも欠かせないからです。

育成に必要なコミュニケーションスキルには対話、コーチングおよびアサーションなどがあります。

管理者にとっては〝聞き方〟が重要

対話には、話し方のスキルと聞き方のスキルがあります。職場におけるコミュニケーションは、双方通行が原則です。

コミュニケーションは、話し方に重点が置かれがちですが、

看護管理者にとっては聞き方が重要

です。

聞き方が上手くできないとアサーティブ、つまり、受容的なコミュニケーションが成立しづらいからです。

聞く態度や聞く技術を身につけることによって、双方通行のコミュニケーションが効果的に行われることになります。

効果的なコミュニケーションには、「聞く耳を持つ」ということが肝心です。良い聞き手は優れた話し手と言われる所以です。

話すことは比較的やさしいと思いがちですが、果たしてどうでしょうか。話すことばかりに重点を置くと、思い込みの要素が強くなるものです。その結果、独りよがりな話になりがちです。聞くことにエネルギーを使ったほうがよい証でもあります。

職場には話し上手な人がいるものですが、よくよく観察してみると、実は聞き上手なために話の展開が円滑になっているということに気づかされます。

コミュニケーションは、聞くだけ、話すだけという一方的な対話ではありません。話すと聞くという機能があって成立するものです。

③伝わる話し方のポイントは「何を伝えるかを明確にする」こと

話し方のポイントは、何を伝えるかを明確にすることです。話が冗長なのは困りものです。仕事では結論をまず話すことが大切です。伝えるべき要点をもらさないよう、これだけは伝えようというポイントを頭の中で整理する訓練が必要です。

①順序だてて話す

結論を先に話し、結論に至るまでの経過を述べ、最後に自分の感想や意見を述べる、これは話し方の原則です。状況次第で起承転結型の展開も必要ですが、原則は結論を先に述べる結起承型です。

②相手の立場に立って、内容を確認しながら話す

順序だてて話しても、テンポが合わないと相手は理解してくれないものです。相手は話し手の話の内容を確認しながら聞いてくれているという認識が必要です。相手が理解できたかどうか〝確認しながら話す〟ことが大切です。

③重要な部分は繰り返す

話の重要な箇所、つまり伝えたい事項が伝わったかどうかを〝確認する〟ことが必要です。

「伝わる話し方」のポイント

看護管理シート

1. 順序だてて話す
2. 相手の立場に立って、内容を確認しながら話す
3. 重要な部分は繰り返す
4. 内容が長い時は途中で区切りながら話す
5. 情熱、熱意を持って話す
6. 言葉以外の手段を活用する
7. 第三者からの中継は避ける

重要な箇所を繰り返すなどして強調することも必要です。

④内容が長い時は途中で区切りながら話す

長い話の大概はほとんど伝わらないと思っていて間違いありません。対話はやり取りですから、要所で確認しながら展開すると互いの理解度を増すことができます。相手が理解しやすいように途中で要約を入れるのも一つの方法です。

⑤情熱、熱意を持って話す

気が乗らない話は説得力に欠けるものです。情熱を持って話すことによって、気持ちが乗り、相手に伝わりやすくなるものです。

⑥言葉以外の手段を活用する

話すことと聞くことというのは、対話による言語を用いたコミュニケーションですが、〝体言〟つまりジェスチャーも欠かせません。また、ビジュアル・プレゼンテーションとして活用されている資料、グラフ等を用いることも、傾向を伝えるとか数値データを伝達するには効果的です。

⑦第三者からの中継は避ける

効果的なコミュニケーションの原則は一人が一人に伝えることです。人から人へと情報を伝えていくと、事実が歪んでくるものです。伝えたい人に直接話すことがコミュニケーションの原則です。

4 相手の言いたいことをよく理解するための聞き方のポイントと姿勢

相手の話を〝正確に受け取る〟ための聞き方のポイントとしては、次のようなものがあります。

①意味の全体を聞く

聞く姿勢として自分に関心があることに焦点が当たったり、気になる表現にこだわったりで、結局のところ話の枝葉末節にとらわれてしまいます。

相手の話の全体から推し量ってその中で何を言っているのか、伝えたいことは何かを理解することが大切です。相手が何を言いたいのか、話の全体を聞いて、そこから根拠や要旨を汲み取ることが必要です。

②話の内容だけではなく伝えたい気持ちを受け止める

相手が言っていることを言語として受け止めるだけでは良い聞き手とは言えません。話の内容を、どのような気持ちで話しているのだろうかという観点からも受け止めることが必要です。

③言い分を最後まで聞く

話を聞いていると途中でつい口を挟みたくなるものです。時には反論したくなることがあります。

日本語は語尾で肯定しても否定にも、あるいは疑問形にもなるものです。相手の言い分を最後まで聞いたうえで自分の視点や見解を述べるようにすると、良い聞き手へ変わることができます。

④リターンを用いる

相手の話を遮ることとリターンすることとは違います。相手の話が一段落した時点で、要約できたことを相手にリターンすると誤解や齟齬が少なくてすみます。

相手が話したことを時々相手にリターン（返信）して、内容を確認する作業が理解度を高めるために効果的です。

⑤ジェスチャーを用いる

相手の話にうなずいたり、目を見て聞いたりする動作は、話を聞いていますという証のサインです。これは、相手に話しやすさを提供する聞き手のマナーでもあります。また、話し手のジェスチャーからも話の内容の意味を受け止めることができますから、相手の目の動きや手の動きあるいは声の抑揚などにも関心を持って聞くことが大切です。

⑥聞くことに集中する

話し手の話を正確に理解するためには、話し手に神経を集中することが必要になります。相手の話を正確に聞くためにメモを取ったりしますが、その場合メモを取ることに集中するあまり、〝記録係〟の役目でしかなかったということにならないようにしたいものです。

上手な聞き方のポイント

看護管理シート

1. 意味の全体を聞く
2. 話の内容だけでなく
伝えたい気持ちを受け止める
3. 言い分を最後まで聞く
4. リターンを用いる
5. ジェスチャーを用いる
6. 聞くことに集中する

5 いまどきのナースを劇的に成長させる看護管理者のコーチング

コーチングは、自尊心を支える対話と表現です。効果的なチームづくりのためには相手の能力を見つけ引き出し、自発的な行動につなげ、持続させることを促すコミュニケーションスキルのコーチングが最適です。

看護管理者はスタッフのやる気を引き出し、スタッフの自発的行動を促すことによってスタッフの満足度が上がり、更なるやる気につながるという好循環が生まれます。

コーチングとは、質問によって答えを導き出すことです。看護管理者がスタッフの「答え」を引き出すためにはどうしたらいいか、また、スタッフが有する能力あるいは可能性を引き出すにはどうしたらいいかを問いかけることでもあります。

看護管理者が行うコーチングの目的は、スタッフの成長です。

成長を英語に訳すと「GROW」ですが、コーチングのモデルも「GROW」です。モデルの「GROW」は成長の枠組みです。goul（目標……実現したいことは何か）、reality（現実……現状はどうなっているのか）、options（選択肢……どのような方法があるか）、will（意志……実行する意志はあるのか）の頭文字です。

❻ コーチングで活用したい上手な聞き方とタブー

コーチングに有効な聞き方を7つほど例示します。

■聞き方・7つのポイントとタブー

①徹底して聞き出す
②スタッフの立場に立って聞く
③評価をしないで聞く
④助言をしないで聞く
⑤誘導しないで聞く
⑥掘り下げて聞く
⑦目的に応じて聞く

要は距離を保ち、深入りしないことです。そして、聞き方には2つのタブーがあることを心得ることです。1つは、「はい」、「いいえ」で答えることができる聞き方はしないことです。2つは、「なぜ、そんなことをしたの」、など責める言葉は禁句です。

質問の仕方・4つのポイント

有効な質問の仕方を「GROW」に対応して例示します。

①goul（目標……実現したいことはどのようなことか）

「どのようなことを達成したいのですか」

「プロセスからみて、どこに到達したいと思っていますか」

「そのことはどのような価値がありますか」

②reality（現実……現状はどうなっているか）

「現時点では問題は何ですか」

「現在までにどのような処置をしましたか」

「妨げていることは何ですか」

③options（選択肢……どのような方法があるか）

「別の方法はありますか」

「それぞれのやり方で実現の可能性はどの程度ですか」

「それぞれのやり方の長所と短所は何ですか」

④will（意志……実行する意志はあるのか）

「いつ、実践するの」

「それによってどこまで達成できるのでしょうか」

「どのような支援を必要としていますか」

7 ナースの「人間性に焦点を当て」て「信頼関係を築く」のがコーチングのポイント

コミュニケーションスキルと看護管理者のコーチングにおける管理スタイルは主として4つに分類することができます。

対応が素早い看護管理者、好奇心が旺盛な看護管理者、忍耐強い看護管理者および綿密な看護管理者です。

それぞれの管理スタイルにはそれぞれのコミュニケーションスタイルがあります。

①対応が素早い看護管理者

結果を重視し、可能性を追求する管理スタイルです。コミュニケーションスタイルは、スタッフには容赦のない指示をしがちです。

コーチングのポイント スタッフの人間性に焦点を当てて、スタッフとの信頼関係を築きあげることです。

②好奇心が旺盛な看護管理者

直感的かつ変化を好む管理スタイルです。コミュニケーションスタイルは、スタッフには説得的な対応をします。

コーチングのポイント スタッフから信頼されていることを自覚して、関係性を持続することです。

③忍耐強い看護管理者

用意周到で献身的な管理スタイルです。コミュニケーションスタイルは、スタッフには控え目に対応をします。

コーチングのポイント スタッフと距離を置かないで、しかも、論理的になり過ぎないことです。

④綿密な看護管理者

専門的見地から問題を解決することが多い管理スタイルです。コミュニケーションスタイルは、計画的です。スタッフには駆け引きに優れた対応をします。

コーチングのポイント スタッフの面倒を見過ぎないことです。スタッフが自ら考えて行動するように促しましょう。

8 ナースが一瞬で成長する効果的な「フィードバック」の使い方

支援はスタッフの能力と経験知によって異なります。能力があり、経験知があるスタッフには「支援的フィードバック」を行います。自覚や認識があることを確認し、その後はスタッフに任せます。自覚や認識が乏しいスタッフには「指導的なフィードバック」を行います。必要な手順について順を追って具体的に説明して、実践させます。

①支援的フィードバックの仕方

スタッフの活動を支えて助けることです。留意点は６つあります。①先に延ばさないことです。②他のスタッフの前で見せしめにするようなやり方をしないことです。③まずはスタッフの考えを聞くことです。④過去の出来事にこだわり過ぎないことです。⑤現象を洗い出すよりも原因を追求することです。⑥スタッフの人間性をとやかく言わないことです。スタッフの行動に焦点を当てるようにします。

②指導的なフィードバックの仕方

指導を通して、スタッフの自己管理を促します。スタッフに指導することは、「変えてはいけない行動」「変えなければならない行動」を認識させることです。看護管理者をロールモデルとして見習い行動をさせることが必要です。

9 ナースを育てるためにもっとコーチングを有効活用するポイント

看護管理者が行うコーチングはスタッフが自分で考え、答えを探し、自ら行動し、結果を出すことを支援することです。その意味合いからすると、「質問型のコミュニケーション」ということができます。

スタッフに対して「傾聴」「問いかけ」「フィードバック」「力づけ」等の関わりをすることで、スタッフの「思考の質」や「行動の質」、「モチベーション」を高めていきます。

看護管理者が行うコーチングは2つの狙いがあります。1つは、継続的にスタッフを支援する関わりです。2つは、スタッフの可能性を信じ、スタッフを「できる存在」にしていくことです。

【ポイント1】スタッフとの信頼関係を作る

スタッフの学習力（考える力、改善する力、行動する力）を高めて、自律したスタッフを育てることがコーチングの目的です。そのためにはスタッフのやる気を精神面、行動面からサポートします。何よりもスタッフとの関係性を構築し、良好なものにし、信頼関係を築くことです。

【ポイント2】コーチングの5つの技能を身につける

コーチングに必要なコミュニケーションの要素は5つあります。1つは、**聞く・聴く**ことです。2つは、**承認・力づけ・フィードバック・提案**です。3つは、**観ること**です。4つは、**感じること**です。5つは、**考えること**です。

【ポイント3】話しやすい環境を作る

話しやすい環境づくりです。非言語コミュニケーションや相手との距離や向き合う角度、目線の高さ、表情、視線、態度、声の調子などプラスのストロークを活用します。受けると嬉しくなる心の健康に必要な栄養素のことをプラスのストロークと言います。そこでは、スタッフの気持ち、表情、ペースに合わせることです。スタッフに受容と共感の態度で接することです。

【ポイント4】スタッフの声を聴く〝傾聴テクニック〟を身につける

スタッフは受容的に話を聴いてくれていると感じることで、話しやすくなります。聴き手としての看護管理者はスタッフの声を傾聴する必要があります。

スタッフの発言を正確に聞き、その奥にある意図や気持ち、感情なども聴くことです。スタッフに対して是非や好悪の判断、評価を交じえないで、受容と共感の姿勢を持って聴くことが大切です。

【ポイント5】うわべだけで聞かず、隠れたメッセージを読み取る

聴いているつもり、聴いたつもりなど「つもり違いを発生させない」ことです。つもり違いが発生する要因の多くは、看護管理者が自分に都合の良いように聴くからです。

傾聴のテクニック

看護管理シート

①ボディ・メッセージを上手に送る

穏やかな表情、アイコンタクト、姿勢、態度、立ち位置、声の調子およびテンポなどに工夫を凝らしてください。

②あいづちを打つ

興味を示すことになります。「はい」「ええ」「そうですね」「なるほど」「確かに」などです。

③促す

スタッフが話すのを促進するためです。「と、言うと?」「例えば?」「それは?」「それで?」などです。

④共感する

相手の気持ち、考えを受け止めたことを示します。「本当にそうですね」「よかったですね」「それは大変でしたね」「残念でしたね」などです。

⑤反復する

スタッフの言葉を繰り返します。「決めたことを誰も実行しないんですよ!」「なるほど、誰も実行しないんですね……」などです。

⑥要約・確認する

スタッフの言ったことを要約して返します。「〜ということを言いたいのですね?」「つまり〜こういうことですね」「この点がわからないのですね」などです。

看護管理者は以下の７つのことにならないように心掛けることです。

①注意を払わない

聴くつもりがないという事例です。

②うわべだけで聴かない

聴くふりをして他のことを考えているという事例です。

③「聴く」のではなく「聞く」だけ

隠れたメッセージを聴かないという事例です。

④心の中で次に何を話そうか予習をしている

心ここにあらずという事例です。

⑤話を遮ったり、腰を折ったりする

何をおいても自分のことを話し始める事例です。

⑥非難されるのではないか、という防衛的感情を持つ

自信がないための事例です。

⑦賛成できない点だけ聴く

反論するところを探している事例です。

【ポイント6】スタッフの意見を引き出す〝質問力〟を磨く

スタッフの考えや意見を引き出すには、効果的な質問が鍵となります。

相手の考えを引き出すだけではなく、相手が思考を整理するための質問をしたり、思考を広

質問力を磨く3つの視点

看護管理シート

【質問の効果】

①情報を収集し、共有する
②スタッフの思いや考えを引き出し、理解を促進する
③スタッフの気づいていないことを引き出し、顕在化させる
④スタッフとの関係性を改善する。主張・意見よりも相互に受け入れやすくなります。

【質問の仕方・6つのポイント】

①６Ｗ３Ｈを聞く
When、Where、Who、What、Why、Which、How、How to、How many.
②コンテクストを聞く
文脈、話のつながり、背景情報、話の奥にある考えや想いなど
③「オープン・クエスチョン」で、様子、考え、意向などをスタッフが自由に話すことができる質問をする。
例えば、「どのように〜?」「どのような〜?」「どうして?」「何を?」など
④「クローズド・クエスチョン」で、スタッフが一言で答えることができる質問をする
答えを限定していく質問のこと。例えば、「報告書はできましたか?」など。
⑤つながりの質問をする
「広げる質問」「深める質問」「過去への質問」「未来への質問」「可能性への質問」など。
⑥「受けて返す」質問をする

【質問の留意点】

注意が必要なのは、心配りが乏しい質問です。
例えば、自分の情報収集のための質問、意見質問（誘導質問）などです。

げ、視点を変えるような質問をすることが大切です。質問の効果、質問の仕方、質問の留意点の3つの視点から確認します（右頁の図参照）。

【ポイント7】フィードバックで相手にきちんと伝えて育成につなげる

看護管理者が行うフィードバックは、スタッフの行動、態度、取り組み方、実行および成果について、**「看護管理者の感じたことや意見を具体的に伝える方法」**です。次の2種類のものがあります。

①ポジティブ・フィードバック

スタッフの存在を認め、力づけるための承認のフィードバックです。スタッフの持つ資質や行動に触れ、それを認め、称える言葉をかけることです。やがて、スタッフの「心の糧」となります。

②ネガティブ・フィードバック

相手の行動改善のためのフィードバックです。スタッフの「望ましくないと思われる側面」について言葉で伝えることです。スタッフの人柄や人格ではなく、「行動」に焦点を当てると、相手は受け入れやすくなります。

フィードバックのポイントは、

・具体的に伝える

・その場で伝える
・評価や好悪の判断を交じえない
・ちょっとしたことでも成長や変化を伝える

ことです。またスタッフの行動などによって喚起された看護管理者の気持ちを伝えることです。

例えば、「私はその話を聴いて嬉しい!」「私はがっかりだ……」「私は君に期待しているよ」などです。

10 ナースの自尊心を傷つけずに対話する「アサーション」の進め方

自尊心を傷つけない対話と表現がアサーションです。

アサーションとは、自分の意見、考え、欲求、気持ち等を率直に、正直に、その場の状況に合った適切な方法で述べることです。他者の自尊心を傷つけることなく、自己を主張し表現することがアサーションです。自分も相手も大切にする自己表現は、聴く姿勢の大切さを意味します。相手の気持ち、考えおよび欲求に関心を持って耳を傾けます。

アサーションは、相手を操作するためのテクニックではありません。自己の意思を表現することですから、「主張」というよりも「表現」に力点を置きます。

そこでは、3つのタイプの自己表現があります。非主張的（non-assertive）、攻撃的（aggressive）および相互理解的（assertive）です。

非主張的な自己表現（non-assertive）

我を張らないで、相手を優先することです。〝I'm not OK. You are OK.〟（私はOKではない。あなたはOKである）です。自分の考え、気持ちおよび欲求などを率直に表現しない、表現し損なうと自分で自分を踏みにじる結果になりかねません。自分の気持ちを言わない、曖昧に言う、遠回しに言う、小さな声で言う、こうしたことも非主張的表現です。

非主張的な自己表現による人間関係とストレスの関係を見ていきましょう。

怒りが強い相手に対しては腫れ物に触わるように、言いなりになります。その結果、抑鬱感、無力感に苛まれます。権威的、支配的な上司に対しては自分の言いたいことを抑える傾向があります。その結果、上司のミスを指摘できないことになりますし、頼まれたら断れないことになり、ストレスを抱え込みます。

非主張的な自己表現では、人間関係とストレスとの調和を大切にし過ぎるあまり、率直な意見を言わないことがあります。明確な指示を出せないためにストレスフルな状態になります。悩みや問題を抱えた時に、愚痴を言えない、相談できないで一人で抱え込みます。やがて、「もう、無理です」などとバーンアウトし、恨みを抱くもとになります。非主張的な自己表現をするのはスタッフに「思い」があるからです。

①「葛藤を避けたい、嫌われたくない」

物わかりが良いほうが好かれるという思い込みです。

②「自分の気持ちや考え、欲求は大切ではない」

自己犠牲が必要なこともありますが、常態化するのは良くありません。

③「分かってほしい」

自分が言わなくても相手に察して欲しいという、強い依存心を抱きがちです。

攻撃的な自己表現（aggressive）

自分のことを優先し、相手を配慮しないで踏みにじったりします。

"I'm OK. You are not OK."（私はＯＫである。あなたはＯＫではない）です。

自分の意見、考え、気持ちははっきり言い、自分の権利を主張しますが、相手の意見や気持ちは無視したり、軽視したりします。相手を支配し、相手を自分の思う通りに動かそうとか、相手に勝とうとする態度や行動になりがちです。攻撃的な自己表現は、相手の立場で話を聴くことができない、説教がましいという特色があります。

上司に対しては、姿勢を正そう、言い負かそうとします。主張しないでいるとストレスが高じて一転、激しく怒るなどという行動に出ます。同僚やスタッフに対しては、仕事への熱意と責任感のあまり、厳しく批判することもしばしばです。相手に良いところがあっても褒められないという特色があります。

慢性的ないらいらと怒りから飲酒量、喫煙量の増加、血圧の上昇などが生じます。無力感と抑鬱感に苛まれることもあります。他者の否定的な反応を他者からの不満、怒り、恨みと感じてしまい、自分自身が次第に孤立していくことになります。

攻撃的な自己表現の要因は主として2つあります。

①強さ崇拝

人の上に立つことや勝つことを重視します。根底に不安と恐れがあるからです。

自分の弱さや欠点を知られるのが怖いから人に近づかれたくないのです。寂しさや悲しさを率直に表現できないでいます。

②剥奪感、喪失感に襲われている

大切なもの、大切なことを失った、奪われたという思いがあります。自分が正しいという思いが強過ぎるからです。このタイプは、相手の間違いを正そうとして説得しがちです。相手に対する期待が大き過ぎるという場合もあります。責任感が強く、できて当たり前、やって当たり前という認識があるからです。

相互理解的（assertive）な自己表現

自分のことを大切にしますが、相手のことも大切にします。"I'm OK. You are OK."です。自分の気持ちや考え、欲求などを正直に率直に述べますが、相手の気持ちや考えにも耳を傾け尊重しようとする言動が顕著です。これは相互尊重、相互理解の精神を基盤にしているからです。

アサーティブとは、自分の気持ち、考え、欲求を率直に表現することです。「私は、相手の気持ち、考え、欲求にも関心を持って、相手の話をよく聴きたいと思っています。私の気持ちや考えていることも受け止めてください」「私は、傾聴のスキルも高くなりたいですし、話し合いによる歩み寄りを好みます。弱い自分、不完全な自分を認めて受け入れたいと思っていますので、どうぞ、理解をしてください」という考え方が根底にあります。

傾聴のスキルも高く、話し合いによる歩み寄りを好みます。それは、弱い自分、不完全な自分を認め受け入れることができるからです。

自分自身の自己表現の傾向を知っていますから相手や状況によって、自己表現の仕方は変わります。自分は誰に対して、どのような自己表現をする傾向があるかを理解しています。経験や年齢によっても、自己表現の傾向は変わります。

⑪ お互いの理解を深める対話ができるようになる「アサーティブ」練習法

相互理解的なことをアサーティブと言います。よりアサーティブになるためには次のような〝自己改善〟が必要です。

自己信頼（自信）を深める

自己信頼（自信）を深めるためには、自己理解、自己受容および自尊心が鍵となります。

①自己理解

自分の気持ち、考え、欲求を把握することです。

マイナスに偏った自己理解は、否定的自己像を描き、非主張的な自己表現をして、その反動から誇大的になり、攻撃的自己表現をします。プラスに偏った自己理解は、尊大、傲慢、自信過剰になり、攻撃的自己表現をします。そこで、バランスのとれた自己理解が求められます。適度な自信と謙虚さを有して、アサーティブな自己表現ができるように改善することです。

②自己受容

今の自分の姿を否定しないで、ありのままを受け入れることです。理想を持ちつつも現実の自分を受け入れることです。他者からありのままの自分を受容される体験も必要です。他者をありのままに受容できるかどうかが改善のポイントです。

③自尊心

自分自身を大切にする気持ちです。それが他者を大切にすること、他者の自尊心を理解することにもつながります。

非合理的思い込み

非合理的思い込みに気づき修正することです。Activating event（体験、状況）を通じて、Belief（ものの見方、考え方）を受け止めて、Consequence（結果、感情、反応）につなげます。こうしたプロセスをＡＢＣ理論による行動変容と言います。

非合理的思い込みは、アサーティブな言動を妨げるようなものの見方・考え方のことです。

非合理的思い込みの事例です。

看護管理者の言うことには従わなければならないと思い込み、自分の意見を言えなくなります。

スタッフや同僚に対しては、受容的共感的でなければならないと思い込み、言いなりになってしまいます。しかし、我慢が一転して攻撃に転ずるという行動に出ることもしばしばです。

自分の意見が皆と異なっていたら、沈黙が良いと思い込みます。主体的に仕事に取り組めなくなります。マンネリ化し、疑心暗鬼の人間関係ができあがります。

人に頼ったり相談したりしなくなります。自分自身を追い込んでいきます。同僚やスタッフを支えることができなくなります。

さらに、もう1つの非合理的思い込みの事例です。「仕事がきちんとできないということは、やる気がないか努力が足りない」という思い込みです。相手の言い分に耳を傾けないで、相手を否定します。

相手の間違いを正すためには、より強く説得する必要があると思い込みます。お互いに納得のいくような結論に至ることはほとんどありません。

話し合いのスキルを身につける

話し合いのスキルを身につけるためには、次のようなＤＥＳＣの仕方があります。

- **Ｄ（describe）**……何を話し合いたいのか、解決したいのかを客観的具体的に明確に示す。
- **Ｅ（express, explain, empathize）**……Ｄに関する自分の主観的な気持ちを冷静に建設的に明確に述べる。相手の気持ちに共感する。
- **Ｓ（specify）**……相手にとって欲しい行動、妥協案、解決策を提案する。その際、具体的で現実的な、小さな行動変容を提案する。
- **Ｃ（choose）**……相手がＯＫの場合だけでなく、ＮＯを返してきた場合、次に何を表現するかをあらかじめ考えておく。

ＤＥＳＣによる整理整頓の仕方です。

Ｄ：Ａさん、資料や記録がテーブルの上にそのまま置いてあるのですが。

Ｅ：Ａさんもお忙しいとは思いますが、このままだと、私たちが後片づけをしなくてはならないので、困ってしまいます。

Ｓ：資料を元のところに戻していただけませんか。

C：〈相手がYesの場合〉ありがとうございます。
〈相手がNoの場合〉では、一箇所にまとめておいてください。後で時間のあるときに片付けてください。

感情を適切に扱う

感情を適切に扱うというのは、自分自身の感情に気づき、受け入れることです。自己一致(self-congruence)と純粋性(genuineness)が鍵です。

受容、共感とは、相手の言いなりになることではありません。誠実な相手であっても否定的な感情を抱くことはあるものです。自分自身の感情を否認あるいは抑圧しないで、ありのままに認め受け入れることです。

例えば、怒りです。

怒りは、脅威、不安、無力感、対処不能感が根底にあります。相手の怒りへの対処法は、感染しないこと、巻き込まれないことです。怒りは相手の感情であることを忘れないことです。

自分自身の怒りへの対処法は、自分自身の感情であることを認めることです。自分の中に怒りをためないように小さいうちに表現します。**愚痴を聞き、相談に乗ることは結構、重要なのです。**

12 「対話」を重ねることで、相性の悪いナースとの間に新たな人間関係を作ろう！

コミュニケーションスタイルはそうそう変わるものではありません。看護管理者の管理スタイルに適応できないままに、相性の悪いスタッフもいるものです。適応できないスタッフとの相性の問題は、大なり小なりどこにでもあるものです。

相性が悪いと相互のコミュニケーションがとりにくくなります。コミュニケーションが悪くなると人間関係がギスギスしてきますが、それぞれに言い分はあるものです。

【事例】仕事はできるが大雑把過ぎるスタッフ

例えば、仕事はできるが大雑把過ぎるスタッフがいます。

中間報告をするように指示しても報告したためしがなく、看護管理者を見ようともしなくなってきました。さらに中間報告を強く求めると、やりかけの書類を見せて、ここまでしていますと言いたげな態度をとります。

こうした状態ですから、看護管理者はいくら言っても直さないので担当換えをしようと思っています。

スタッフにも言い分があるものです。

「師長は、細かすぎる。スタッフの行動をすべて把握しようとするのが困るのよ。唐突な時期に中間報告を求めて、自分の考えと少しでも違うと訂正させるし。どっちみち直すのなら、はじめはいいかげんにして、言われたら直したほうがいいんじゃない」

2人の言い分を是々非々で判断してもさほどの意味はありません。師長とスタッフがどこからこうなったとか、どちらが先にこうした状況を生むきっかけとなった行動をしたかなどを振り返っても水掛け論のたぐいです。一度掛け違えたボタンはどこでそうなったのか、なかなかわからないものです。

相性の悪さを招く元は、本人が気づいていない嫌な「クセ」を、無意識のうちに相手に出してしまうことにあるものです。出された側が嫌な癖にマイナスの感情を感じると、嫌な癖に対して人は更に悪い感情を持ちます。

それに対抗して自分の嫌な癖を出してしまうものです。そうして際限のない悪循環に陥っていくことになります。

自分の癖を出すから相手も癖を出すのです。昔から、「癖はなくて七癖」と言いますが、どんな人にでも人が嫌がる癖があります。人に嫌がる癖の出し合いが招く結果を「相性が悪い」というのです。

先の事例の師長もスタッフも〝スタイルの出し合い〟をしています。「細かすぎる」に対しては「大雑把過ぎる」といった具合です。こうしてスタイルの出し合い始めると、「売り言葉に買い言葉」になり際限がなくなります。

そこで師長が取るべき問題解決は何でしょうか。

それは、2人だけで腹蔵なく対話をすることです。相性の悪い人間と新しい人間関係を作る第一歩が歩み寄りです。**上司の権限を使って打ち負かすのではなく、対話によって人間関係を**

修復することです。

スタッフに権限を行使して言いなりにするのではなく、心の掛け橋を掛け合って動機づけすることです。

対話を通して、言った、言わないという感情の世界を見直し、自分のどういう時の、どういう言動が相手のスタイル（不愉快な感情を起こすもの）を誘発しているかを見つけることです。

どういう言動を取っている時に、相手の困ったスタイルが出るのかを見つけることです。悪感情を抱かせる恐れのある自分のスタイルは何で、どういう状況でそのスタイルが誘発されやすいかを、自分自身で見つける努力をすることも看護管理者の仕事のうちです。

⑬ ナースに伝わる話し方をしている看護管理者が実践している3つのこと

コミュニケーションのセオリーを理解することから始めましょう。

「コミュニケーションとは」コミュニケーションとは「共有化」を図ることから始まります。どういうことですか、定義づけてください」と問われてしまうと、すんなりとは答えにくいものです。コミュニケーションは一般に「伝達、意思疎通」と訳されますが、これに似た言葉でインフォメーションというものがあります。こちらは「通知、情報」などとされています。

ＩＣＴ時代の現代はインターネットやテレビなどの情報媒体によるインフォメーションが氾濫していますが、これらの伝達は一方的に情報を「伝える」ことが主目的で、情報を受け取る人との触れ合いや意思疎通といったことまで入っていません。**これに対して、コミュニケーションは「人と人とが互いに分かち合う」ことが成立要件です。互いに気持ちや情報を共有し合うことを前提条件としています。**コミュニケーションの言葉は、ラテン語の「公的に所有される(communico)」からきており、ここから「共有化」という言語が生まれたと言われています。

「話し方」の技術を高める

看護管理者として「話し方」の技術を高めるには、次の３つのポイントを習得することです。

①話し方のポイント

話があちこちに飛ばないように、筋道を立てわかりやすく話をします。スタッフに伝えたいこと、理解してもらいたいことなど話の意図を明確にします。大事な点は、言葉を変えてもう一度話します。スタッフが話を正しく受け入れているか、話しながら確かめます。

②声の出し方のポイント

どんなによい話をしてもスタッフに聞こえないのでは意味がありません。声は適度に大きくすることです。大事な点などは声を強めるなど、意識して声の抑揚、強弱をつけます。

③表情や態度のポイント

話の内容に合わせて言葉と一緒に、目や表情にアクセントをつけます。身振り手振りなど、動作や態度を交じえて話をします。ただし、オーバーなジェスチャーは、スタッフに抵抗感を抱かせることになるので、注意が必要です。

コミュニケーションに影響を与える3つの要素を知る

コミュニケーションに影響を及ぼすものとして、言葉、声および身体言語の3つの要素があります。話の受け手である聞き手は、3つのことから話を理解し、話し手の気持ちをつかんでいます。話の内容だけではなく、目、表情、身振り手振りといった動作や態度や声の出し方を工夫していくことがポイントとなります。聴く技術の高め方は〝話し上手は聴き上手〟です。

スタッフの話に真面目な態度で耳を傾けることが、コミュニケーションを促進させます。スタッフの話に耳を傾けて「聴く」ことが大事です。スタッフの目、表情、態度、動作からスタッフの気持ちを考えつかんでいくことに意味があります。

14 いまどきのナースとの間に一瞬で信頼関係を作る共感を生む対話の進め方

対話は、人間関係を円滑にするうえでも、組織内の意思伝達を的確に行うためにも重要な役割を持っています。

対話は単に情報交換の働きだけではなく、お互いの気持ちや感情また考え方を互いの声、表情、態度で直接的に理解し合うことができます。人間関係に及ぼす対話の影響は、大きいものがあります。

対話はあいさつから始まる

対話は相手との会話で成立します。

前提にあるのが〝あいさつ〟です。あいさつの漢字、〝挨拶〟には対話の意味合いが込められています。

「挨」は相手に近づく、「拶」は「引き出す」です。

まず看護管理者からスタッフに近づき、あいさつの言葉をかけます。

スタッフが話をしている時は必ずスタッフの目を見て、あいづちや返事の言葉を返すことが大事です。

返事はスタッフの顔を見て、明るく返していくことです。

否定しないで共感的、肯定的に会話をする

自分が話をする時、スタッフの話を聴く時いずれの場合にも、互いに話を共有化し、共感が得られるように会話をしていくことが大切です。スタッフがどのような考えや意見を持っているのかも素直に受け入れる心が大事です。

スタッフの言いたいことが自分の考えと違っていても頭から否定はしないことです。肯定的に受け止めましょう。

スタッフの言い分を全部是認するのではなく、「そういう考えもありうる」とスタッフを認めます。

15 対話で大切なのは「相手の理解度」を考えて話すこと

看護管理者とスタッフの関係性は、伝達、意思疎通を行うために、双方向コミュニケーションが基本です。

コミュニケーションは言葉による対話が一般的です。スタッフとの対話でも、看護管理者が一方的に伝えていて、スタッフから何の言葉も返ってこないのでは、伝達、意思疎通ではありません。

相手の理解度を考えて話す

こちらの言ったことを一度で正しく理解する人もいれば、同じことを二度、三度と聞いて理解する人もいます。

看護管理者が「何回言ったらわかるの」と苛立つ態度を示すとスタッフは萎縮します。聞きたいことも聞けないですし、双方の信頼感も築けません。

看護管理者が言ったことが、スタッフに正しく伝わっているとは限りません。看護管理者の意図したこととは違った受け止め方をしている場合もあります。スタッフがどのように受け止め理解したかを確認する必要があります。

相手に質問して積極的傾聴につとめる

双方向コミュニケーションを行うためには、自分が話したことをどう受け止めたかをスタッフに質問してください。

「○○についてこう考えられますが、**あなたならどう考えます**」

「この件について自分はこのように思うのですが、**あなたはどう思います**」

といった具合です。

スタッフが反応してきた時は、意見が異なっていても話を遮らずに、スタッフの言うことに耳を傾けることです。そのうえで「あなたの考えはこうですよね」とスタッフの話を確認してから、スタッフに質問を投げかけます。次第にお互いの考え方や思いがわかり合い理解が深まります。

16 仕事を円滑に回し、互いの信頼関係を強める「職場のホウレンソウ」を推し進めよう

職場での「報（ホウ）告・連（レン）絡・相（ソウ）談」は、職場活動を円滑にさせる行為です。「ホウレンソウ」には縦横のコミュニケーションがあります。スタッフの報告をさらに上司へ報告するといったタテのコミュニケーションがあります。他部門や他のチームへの連絡および相談といったヨコのコミュニケーションもあります。

ホウレンソウは、公式コミュニケーション（フォーマル・コミュニケーション）です。ホウレンソウが上下左右の隔たりなく行われることで、互いの信頼関係が高まり、仕事の円滑化が図れます。

看護管理者は、スタッフにホウレンソウの大切さを話し、これを活発に行うように働きかけていく必要があります。

インフォーマル・コミュニケーション

ホウレンソウとは別に、職場の中にはインフォーマル・コミュニケーションがあります。インフォーマル・コミュニケーションとは、“呑みニュケーション”などと称しますが、仕事が終わった後、親しい仲間だけで飲食店などに集まり、その間で交わされる仕事の不満や上役の人物評価などを語り合うことがあります。

自然発生的にグループを作り、そこで交わされる会話などがそれに当たります。職場の人間

関係や仕事にしばしば影響を与えるだけに要注意です。

インフォーマル・グループは、次第にそこにいる人たちの結束力を強めていきます。厄介なことに、そこで交わされる情報は看護管理者の耳にはなかなか届きません。そのため、そこで交わされた情報が、職場の仕事やコミュニケーションに、どのように影響を及ぼしているのかがなかなかつかめないという事態が生じます。

インフォーマル・リーダーにプラスの情報を流す

公式組織（科・係）には必ず管理監督者である公式の職場リーダーがいるように、インフォーマル・グループにはその集団に影響を及ぼす非公式のインフォーマル・リーダーがいます。

看護管理者は、日頃から、スタッフとの会話を心がけインフォーマル・リーダーが誰なのかをつかみ、そのうえでこちらからコンタクトすることです。**こちらから情報を発信すると相手から情報が返ってくるものです。**

スタッフのタイプを見極めて支援しよう

看護管理シート

●役割タイプ志向別育成

『管理者』タイプ

上司の意向を汲み、実現に向けて組織や事業に関心がある

→　統括し、目標を設定し、管理責任を履行することができる

『専門職』タイプ

自らの専門的視野と新しい着想で、看護品質の向上および安全を確保している

→　看護実践をしつつ、スタッフの指導ができる

『スタッフ職』タイプ

一定の分野で必要な知識、技能および経験知がある

→　日々の看護を確実に実践できる

『リーダー』タイプ

新たな課題に挑戦し、周囲を巻き込んでいる

→　率先してチーム活動を推進することができる

Point

成長の方向を助言することも看護管理者の役割のうちです。
タイプを見極めて支援し、助言する役割です。
看護には4つのタイプがあります。管理者、専門職、リーダーおよびスタッフです。

スタッフ育成の評価の仕方

看護管理シート

●プラスの評価

①育成計画書によるプラス評価
②モラール（勤労意欲）による
プラス評価
③課題形成力のプラス評価

●マイナスの評価

①自己申告が曖昧
②不具合が発見できない
③問題点の洗い出しができない
④問題解決行動ができない

Point

育成の志向を評価するためにはプラスとマイナスの双方を評価する必要があります。

プラスは加えることや足すことです。有利なこと良いこともプラスと言います。

育成には加えることと良いことを、良いと受け止めることが必要です。

マイナスは引き去ることや減ることです。不利益なことや悪いこともマイナスと言います。育成には事実がマイナスのケースでは、マイナスと評価をする必要があります。

マイナスをプラスに転化することが育成ですが、マイナスをそのままにしてプラスを伸ばすという手法もあります。

看護部門の自己評価表・例（全9項目-その1）

看護管理シート

評価対象	評価視点	評点
①病院の理念と組織的基盤	理念・基本方針の確立／組織規定・事業計画／スタッフに対する教育・研修／患者・家族の権利尊重	10・8・6・4・2
②地域ケアへの参画	地域ニーズの反映 地域における役割・機能認識	10・8・6・4・2
③サービスの継続性	地域活動 広報活動 ボランティアサービスの受け入れ	10・8・6・4・2

Point

看護部門に対する評価項目の例です。

評価は、対象と視点を定めたうえで行います。視点とは評価する立場や観点のことです。評点とは、評価を点数化したものです。

図の事例では、10点満点で、10、8、6、4、2の5段階で優良可を評価します。評価は中心化傾向になりがちです。図の場合、6点になりがちですが、中心化傾向が著しい場合には加点で7、減点で5のいずれかを再評価するとよいでしょう。

看護部門の自己評価表・例（全9項目-その2）

看護管理シート

評価対象	評価視点	評点
④看護の質の確保	看護の責任体制／看護内容の評価・検討／専門職の教育・研修／看護における倫理の確立／組織維持と専門職	10・8・6・4・2
⑤ケアの適切な提供	組織・運営の適正度 看護計画・看護記録・評価 患者や家族の尊重	10・8・6・4・2
⑥患者・家族の満足と安心	投書箱の設置・満足度調査／説明と合意／相談窓口／ﾌﾟﾗｲﾊﾞｼｰの配慮／食事の快適性／安全体制の確立／廃棄物処理	10・8・6・4・2

Point

第三者による評価は必要ですが、自己評価あっての他者からの評価が必要です。

自己認識をしていないままでは、他者の評価は受容できにくいものです。

前頁の図もこのページの図も多くは定性的な項目ですから、定性の項目を見える化するために評価視点が必要です。そして、評価視点を明確化して、評価を人物によりバラツキを少なくすることです。

看護部門の自己評価表・例（全９項目-その３）

看護管理シート

評価対象	評価視点	評点
⑦運営管理の合理性	人事・労務管理の適制度 予算管理（財務経営管理） 施設・設備管理 物品管理 看護請求業務 業務委託 事故防止	10・８・６・４・２
⑧リハビリ等との連携	連携の効果度	10・８・６・４・２
⑨ＱＯＬ＆ADLに対する配慮	評価 配慮	10・８・６・４・２

Point

９つの評価対象の評価点数の合計は、項目すべてが満点の場合には９０点です。

１００点満点にする場合には、もう1つ評価対象を設定してください。

すべて最下位評価の場合には18点です。

現に、運営していることが前提ですから、評価が最低値であっても0点はありません。

評価者がほとんどの項目で10点満点をつけた場合には、事実、優れているとも考えることもできますが、評価が甘いだけかも知れません。10点満点とはどういう人物を想定しているのか、自己評価を行ったスタッフ本人に文章化させてください。

パート 3

プロのナースを育成する上で大切な「看護のマインド」や「倫理」の教え方

❶ プロ意識をさらに高める〝看護のマインド〟をどう醸成させたらいいのか

看護管理者の主要な役割の1つが育成です。看護行為の体得など看護業務に必要な能力を習得させることは当然のことですが、そのためにスタッフの育成は不可欠です

育成は看護行為、手技などを習得させることはむろんのことですが、育成の主眼は「看護のマインド」の醸成です。看護のマインドは5つあります。

①自発性

看護とは自発的な行為です。看護は、一方的な命令や義務感から責任を感じて行うものではありません。**看護は、自分自身が自らの心を動かして、自発的に思い立った行為です。**

②愛情

愛情を持って「看護」に徹するということです。患者を冷ややかに観察するのではなく、患者に関わって心の中で触れ合うという関係を作っていくことが看護です。

患者の気持ちに成りきると言ってもよいでしょう。心の底から共に生きていることを感じ合える愛情があってこその看護です。

③隣人愛

看護師は患者の隣人になる必要があります。「いま、ここにいる」という実感を患者と共有することです。隣人の存在を知るといった「観念」の世界では、関係を持つという行為を頭の中で考えているだけですから、実際の行動には結びつきません。

頭で想像した隣人という愛ではありません。共に全身が響き合うような生命の躍動を感じ合っていることなのです。いわば人間として存在を共有することです。

④触れ合い

患者と心の触れ合う関係が看護です。お互いの心が安寧になるということです。共にいるという共感によって心の動きが変化します。

心の動きを共感することによって、お互いが心から癒され、安寧な心境を作り出します。それはお互いが生きる意味を見直すことです。人生観を変化させる出来事へと向かうものが看護です。

⑤公平性

看護は患者を選ばないということです。生命の尊さを熟知した人の公平の行為には、区別や境界はありません。自分にとって利益になる相手であるとか、相手は自分をどう思っているかなどの邪推は不要です。純粋に生命に関わっていくことが看護です。

2 看護は治療の補助的な役割ではなく"隣人愛の実践"であることを教える

看護実践は隣人愛の業です。かけがえのない生命を守るために、病気と向き合っている人と関わりながら、具体的、個別的、即時的に生活の統合的支援をしていく活動です。いわば、統合的人間学の実践です。

温度・湿度などの調整、身体の清拭、介助、食事の世話、静けさの環境整備、不安の軽減や対処、癒しのはたらき、社会復帰への援助、家族や地域社会との連携など統合的に関わっていく行為です。したがって人間の全存在に直接関わる業であり、全人的関係を持つ尊い仕事である、と言い切ることができます。

隣人愛の行為は、患者を中心にして、必要に応じて他の医療関係者と協働することや、新しい技術や社会資源の活用、健康社会の創造へとかき立てていく行為です。看護は単に治療の補助的な役割ではありません。健康世界をイメージしながら、人間愛の社会実現をめざした業です。

①感受性

人間の五感すなわち視覚（眼）、聴覚（耳）、味覚（舌）、嗅覚（鼻）、触覚（皮膚）のはたらきによって生じるものが感受性です。五感覚は相乗的に作用します。人間関係の中で共響（相互に印象深く伝わること）するのは、共通に持っている、これらの感覚器官が共に響き合うはたらきによって生じます。看護は感受性を敏感にして関わるものです。「命」を直視している患者は感受性が鋭くなりますから、看護師も感受性を豊かにして向き合わないと良好な関係が生じません。感受性は心と心とが共に響き合う共響的関係性を創造することができます。

②関係性の形成

関係性は看護の重要な鍵です。健康な時にはあまり関心がなかった「生命」の問題は、患者が直面していることです。自分から避けることができないでいる患者にはとまどいが付きまといます。

当惑した心理状態、心身の不都合さ、病気という不条理なものを抱えた患者、その心に関わりながら支援していくのが看護です。患者の身近で全人的に関わっていく行為が看護です。

③看護が引き起こす患者の気持ち

患者の中には、自分の心身状態を科学的に客観的に知ることによって納得する人もいます。冷静な態度で自分の命を見つめる人もいます。実際は自分にとっての心身状態は自分と切り離せませんし、心の中で葛藤しています。心身状態によって患者の心の中は不安や恐怖の心理的荒波が怒濤のように波打っています。

④慰めと癒しと励まし

生活の日常的支援、例えば空気、陽光、暖冷、静けさの確保など、患者に求められているものを支援することが看護です。「命」と葛藤している患者に対して、慰めと癒しと励ましが得られるように支援することが看護です。

看護師は、人間との出会いであり、生命との共響のプロセスを経験する職業です。患者の心と共響することが看護です。

⑤全人的な世話

細やかな心配りと具体的な援助行為によって、患者を励ますことです。患者の全生活に関わって支援することが看護です。看護は、患者をまるごと（ホリスティック、Holistic：全体的）、理解することです。患者個々人の感覚的世界の全体を、統合的に把握することです。

3 法やルールを逸脱せず、倫理を実践できるナースをどう育てるか

倫理に無関心な看護師にしないように育成します。

法やルールを逸脱させないことは看護管理の基本中の基本ですし、倫理を実践することができるスタッフを育てることが育成の中核的な課題です。そのためには、看護管理者自らが倫理の実践者であることが求められています。

倫理とは「礼記」による人倫のみちのことです。**人として踏み外してはならない道徳**です。道徳とは徳の道のことですが、人間関係を礼によって導くことです。倫理を養うためには徳を養う教育が必要です。徳は、ヒューマンリレーション教育（手かけ、目かけ、心かけで育成する）によって修得することができます。

徳には5つの要素、仁義礼智信（孟子）があります。仁、義、礼、智そして信とはそれぞれ次のとおりです。

仁は相手を慈しむこと、義は相手との約束を守ること、礼は相手の本質に敬意を払うこと、智は人間関係を円滑に運ぶ方法であり、信は相手の資質を理解して信頼することです。

4 看護理念が看護の行動を方向付ける道標となる

看護部の進むべき道を指し示すのが看護理念です。

看護理念は、看護行為、診療の補助、療養上の世話などを要素とした、看護部の行動を方向づけるものです。看護理念は、組織ぐるみで履行するものです。職員、患者、家族にとって幸せづくりに有効なものでなければならないだけではなく、社会や地域に貢献するものです。

看護理念は、職員を対象にしているだけではありません。職員の家族、地域住民、そして何よりも患者および患者の家族のために存在することを銘記してください。

看護部は病院の中核的組織です。**社会的使命を持って地域に貢献する決意を表明するものが看護理念です**。看護管理者の使命は、看護理念にのっとり看護部の方針や行動計画を実践することです。看護理念に合致した組織づくりは看護管理者の重要な課題であり、看護管理者のマネジメントに求められる管理能力の主要な課題の一つです。看護理念に合致した組織を作り出すためには、看護管理者が看護理念を先導することです。職員の能力開発や意識変革は、看護管理者自ら看護理念を先導的に行動することによって促進することができるものです。

看護管理者は、看護理念に合致しない現実を否定し、看護理念を履行する過程で阻害となる要因を排除する必要があります。最も顕著なものが人的資源による阻害です。怠惰で身勝手な職員を放置したままでは看護部方針は単なるステートメント（文章化）に終わります。職員の能力開発や意識変革は、看護管理者の命令や指示だけで即時に変わるものではありません。やっかいです。

組織は、仕事をする仕組みであるとともに、仕事から発生するさまざまな権益やメリットを生み出す仕組みでもあり、権力構造体です。

権益には有形のものもあれば無形のものもあります。有形あるいは無形の権益が発生している組織を解体しようとすれば、権益の所有者が黙って手をこまねいてはいません。

そこで、阻害要因を排除するために、看護管理者には留意しなければならないことがあります。それは、判断し、決断したことは実行するという強い信念と行動力です。判断する場面においても決断する状況においても道標の主たるものが看護理念です。判断は、真偽、善悪、美醜などを考えて定めることです。判断には是や非などを比較する指標が必要です。決断は、きっぱりと決めることです。決断には判断を基にして、やるかやらないか強い意志が求められます。

優柔不断という言葉があります。ぐずぐずして物事の決断が鈍いことです。看護管理者に必要な力は判断力とりわけ決断力です。看護管理者とチームリーダーの違いは判断力よりも決断力を発揮する程度です。看護管理者はチームリーダーよりもより強く決断力が求められます。

看護管理者になった段階でも的確な判断力は必須ですが、より上級の看護管理者になるほどさらなる判断力に加えて確固とした決断力が不可欠です。人は、行きつ戻りつして、成長していくものです。自分一人で管理すると意気込んでも、そうそうできるものではありません。

人は一人で生きてはいけないのは道理で、上司、同僚そしてスタッフの支えや後押しがあってこそ看護管理の道を歩むことができるのではないでしょうか。

5 「人づくり」を阻害する要因とは何か

看護管理者は、スタッフに看護理念にのっとったトップ・ミッション（最高次の使命）を掲げることが必要です。

トップ・ミッションの実践こそ看護管理者が果たすべき主要な責務です。医療機関以外の業界のうち特筆すべき成功例を示します。

今日のＩＣＴ社会の基盤を創設したＩＢＭのことを紹介します。「組織が存続し成功を勝ちとるためには、組織が一切の方針と行動の大原則として決めたいくつかの立派な使命を持たなければならない」（創始者であるワトソン社長）。

ワトソン社長は３つの信条を掲げました。

1　われわれは個人を尊重する。

2　わが社は、世界中の会社のなかで、最上の顧客サービスを行いたいと願っている。

3　一つの組織が仕事をするときには、その仕事を優れた方式で完遂できるという考えで当たらなければならない。

看護管理者の仕事観は、看護部の基本的な哲学である看護理念の意義を理解し、看護理念の行動を促すためのトップ・ミッションに執着し、トップ・ミッションと異なる信条には決して妥協することなく仕事をするものでなければならないのです。

看護管理者には、管理者として確固たる自信と生存のための揺るぎない信念が欠かせません。看護理念を「標語」や「スローガン」程度に理解していては環境変化に対応できません。

看護理念を看護部の信念や哲学として共有し、看護部使命に合致した行動計画を構築する必要があります。看護管理者の行動には管理者としての信念が求められますし、時には現状を否定する勇気が必要です。

現状を否定するためには、否定するメリットを強調するのでなく、構築するために必要なコストと、構築することによって得られる効果を提示しつつ組織ぐるみで理解を促進してください。

看護理念を実現するためには、看護部を有機的な組織体にする必要があります。有機的とは、多くの部分が集まって1個の物を作り、各部分の間に緊密な統一があって、部分と全体とが必然的関係を有しているさまのことです。有機的な組織体を作り出す鍵は組織づくりであり人づくりです。

組織づくり、人づくりに共通することがあります。その第一が、仕事に投入する費用、時間そして人材の効率的な活用です。効率的な活用を阻害する要因も少なくありません。

例えば、認識の甘さ、関係者の価値観転換に時間がかかる、看護管理の方向性を見出すことができないなどは阻害の主因となります。

◎**認識が甘い**↓環境変化が読めない／情報が乏しい／いずれ景気は良くなる

◎**価値観の転換に時間がかかる**↓今のままやれば大丈夫／よそはやっていない／経験したことがない

◎**看護管理の方向性が見出せない**↓看護管理の効果が予測できない／資源を再配分するのは困難だ／看護管理のノウハウがない

こうした阻害要因に対する意識は、看護理念を「標語」や「スローガン」程度に認識しているか、あるいは看護理念があることなどすっかり忘れてしまっているからです。

6 看護部の使命を実践するために必要な6つの革新軸とは何か

看護部使命の有効性を高めるためには、「看護部使命を阻害する要因」を排除、あるいは修正する必要があります。

看護管理者が看護理念、看護部使命さらには看護部行動計画を、訓示的なこと程度の認識をしているようでは、病院を取り巻く外部環境の厳しさは観念的にしか看護部全体に伝播しません。他院の事例を見聞きするにつけても、まだなんとかなるだろう式の認識の甘さが職場を包み込んでしまいます。

看護理念、看護部使命および看護部行動計画を管理の道標とすることは、そうやすやすと実践できるものではありません。

看護理念、看護部使命および看護部行動計画を管理の道標とする、6つの革新軸があります。

1 職場風土の革新
2 人事の革新
3 看護品質の革新
4 看護の革新
5 地域連携の革新

6つの革新軸

看護管理シート

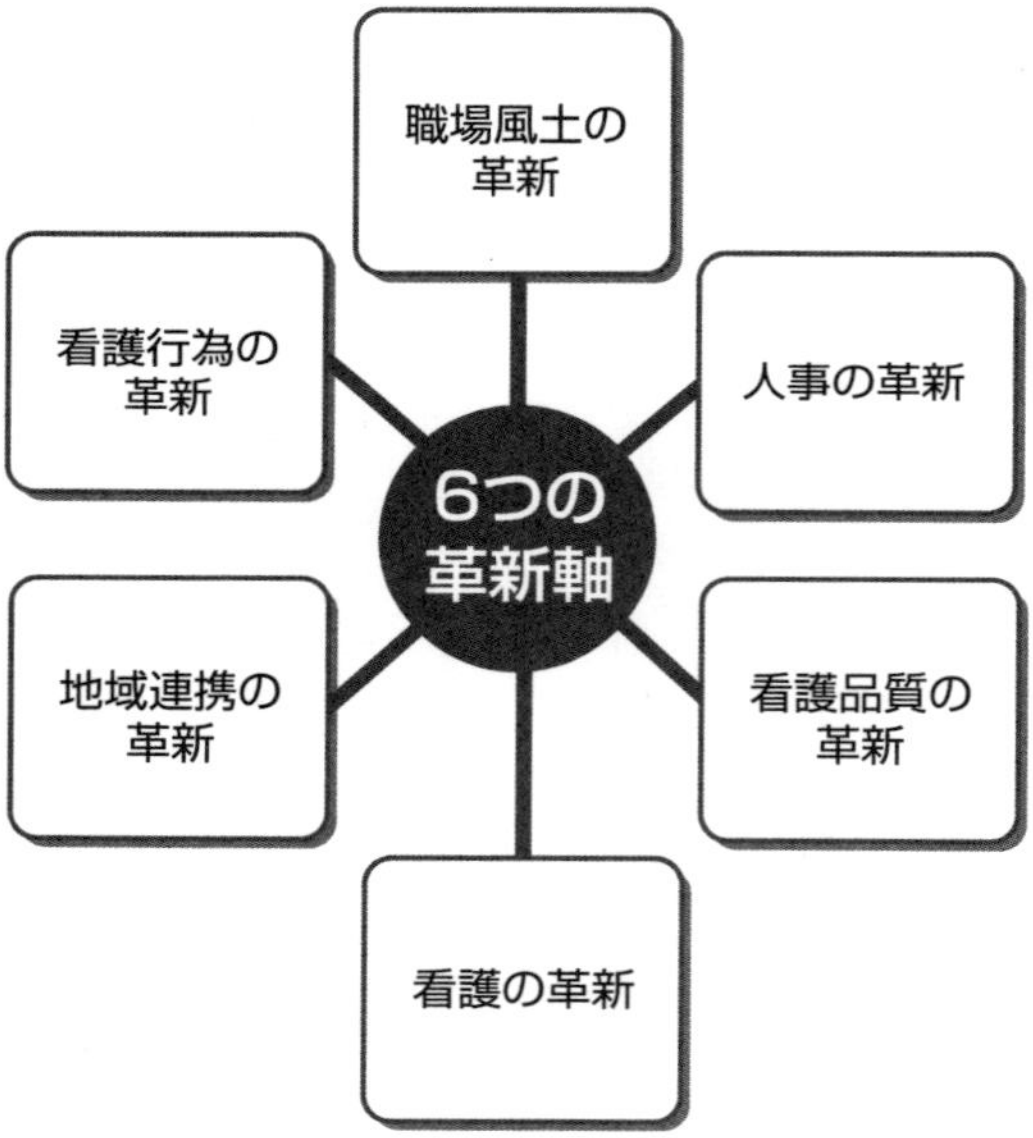

Point

看護理念、看護部使命および看護部行動計画を、管理の道標とするために６つの革新軸がある。

革新は、旧来の組織、制度、慣習、方法などを変えて新しくすることです。看護管理においては図の6つだけが革新の対象ではありませんが、主要な革新の対象です。

6　看護行為の革新

管理の道標とするためには、看護管理の基盤を職員と共有する必要があります。そのためには5つの行動が求められます。

①看護部のあるべき姿を明らかにする。
②実現のために期間を定めた基本目標を設定する。
③基本目標を達成するために、望ましい組織構造を設定する。
④望ましい組織構造を基にして基本方策を具体化する。
⑤基本方策を有効に実行するための実行課題を提示する。

管理の道標は看護管理の基盤

看護管理シート

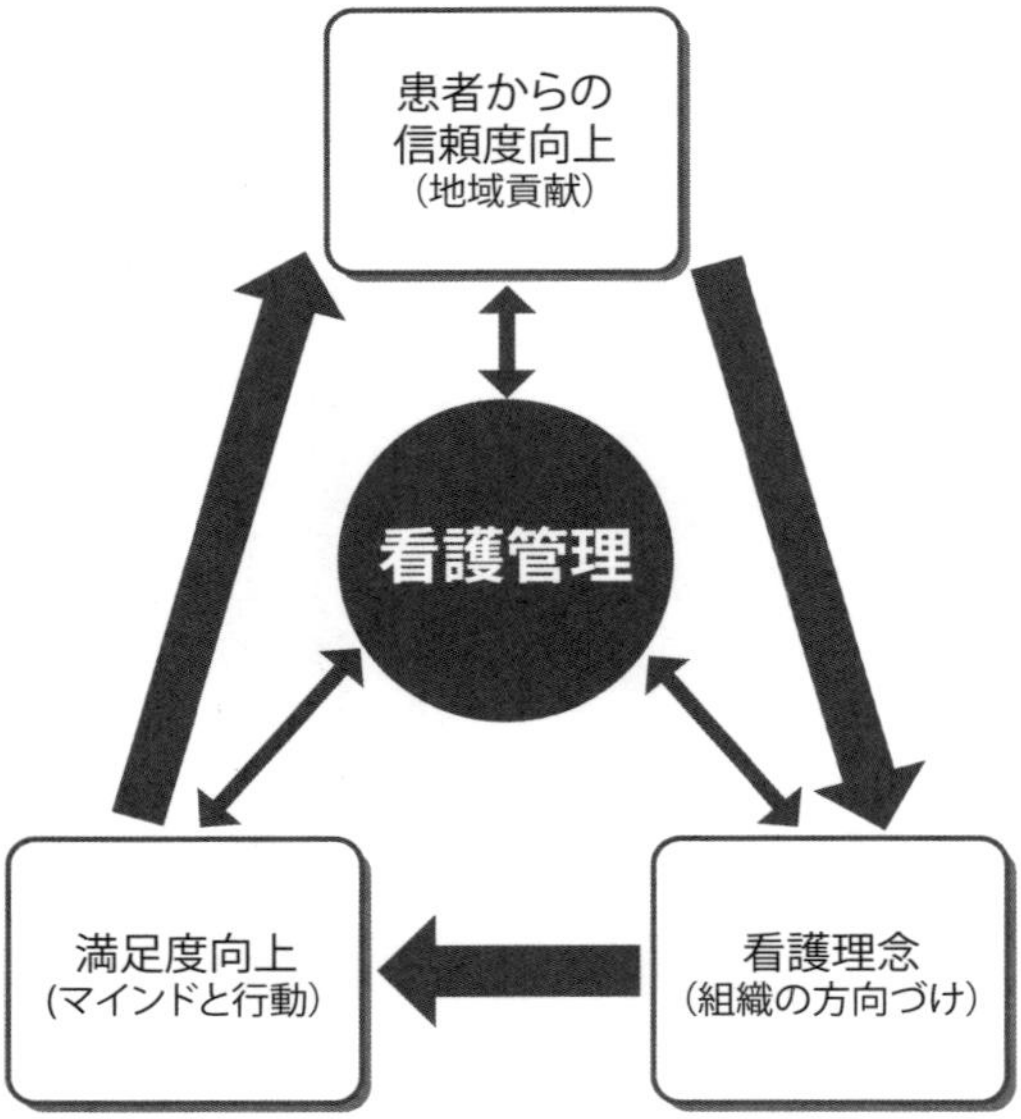

Point

看護理念は、看護管理の組織の方向づけとなるものです。

看護管理は、目的の1つが「療養上の世話および診療の補助」ですが、 2つは、患者からの信頼度向上です。やがては、地域貢献につながっていきます。 3つは、スタッフの働きがいややりがいなど満足度向上です。

7 ミスや失敗をした時がナースを飛躍的に成長させるチャンス

看護管理を浸透させるためには、スタッフがミスや失敗をした時が好機です。

成功と失敗の間には、失敗は成功のもと、成功は更なる成功のもと、という見方があります。

「失敗は成功のもと」は、そういうこともあるという程度の認識で十分です。

「成功は更なる成功のもと」となることは少なく、ほとんどは「成功は失敗のもと」です。

成功が慢心を生みます。

成果を出したい、認められたい、こうしたスタッフの感情が成長あるいは育成の効果を高めます。そこで、スタッフを、「やらされている」から「自らやっている」という意識に変革する必要があります。自立の根本は自主性です。自主性をなくして無気力になると、成果を出したいとか認められたいと思わなくなるのが人間です。

やっても意味がない、やるだけ無駄、そんなことはできるわけがない、所詮は管理者と自分たちとでは立場が違う。こうした意識が看護管理の最大の敵です。

自立させるためには何をなすべきなのでしょうか。それには、次のようなポイントがあります。

【ポイント1】看護課題に興味を持たせる

スタッフが、看護課題に興味を覚えなければ自立はありません。

スタッフが興味を持つためには、どういったことがきっかけになるのでしょうか。スタッフに、今必要なことは何かを伝え、看護課題の実践に欠かせない情報を提示するなどというのは効果的な具体策の一つです。

【ポイント2】何に挑戦したらいいかについての課題の必要性を感じさせる

あれもこれもといった課題では見た目に恰好がいいだけのものになります。

肝心なことは、職員に提示する課題を総花的にしないことです。職員を自立させるためには挑戦させる課題を絞りこむことです。

1つのことが実践できないのにあれもこれもなどできるわけがありません。

【ポイント3】「成果が出た分を認める」という開かれた管理を行う

職員が実施しなければならないこと、あるいは実施してはならないことは、結論を通知するのではなく経過を知らせることです。

失敗したら怒鳴る、期待どおりの成果を出さなかったら認めない、こうしたことでは余分な緊張感を持たせてしまいます。

失敗には、成果を出そうとして行動した結果としての失敗もあるので、期待どおりの成果を出さなかったら認めないのではなくて、**成果が出た部分を認める**ということです。

【ポイント4】成果をあげた職員や職場を褒める

職員が成果をあげていないとしたら、職員を指導できない看護管理者の管理の仕方あるいは職員の現状肯定型の意識が問題なのではないでしょうか。

成果とは成功の実感です。実感するために、成果を認める言葉を多用してください。「ありがとう」「それでいい」「これがいい」といった言葉がけが、挑戦課題への関心をますます高めることになります。

課題とは、あるべき姿と現状のギャップですから、**「あるべき姿」に向かっている事実を褒めることが一番です。**

ゴールに到達していないとしても、ゴールに向かっているとしたら、「ゴールは目の前にある」ということを実感させてください。

8 人材開発のための育成視点と進め方

看護理念とは、看護管理における基本的な価値観、精神、信念あるいは行動基準を表明したものです。人材開発は、人材開発理念、人材ビジョンを明らかにして、関係者全員が共通の認識を持つことが重要です。

人材開発の狙いは、変革の必要性を認識し、新しい業務に取り組み、業務の改革を推進することができる改革の推進です。人材開発のための育成視点は次の2つがあります。

①広い視野から自らの部門、職場および担当業務のあるべき理念を描くこと

②より高い目標や成果を生み出すためにスタッフの意志を顕在化し、難しい業務にエネルギッシュに取り組ませること

人材開発の主たる知見も次の2つがあります。

・適材適所

地位や任務に求められる能力を有する人物を配置するとか、所要の能力を育成するなどという知見

・適地適木

看護に合う人材あるいは看護に求められている能力を有する人物を採用し、能力を顕在化さ

せるなどという知見

人材開発の具現化

①人材ビジョンを明確化する

ビジョンおよび戦略に基づく人材ビジョンの実現を目ざして人材開発を推進します。

②能力開発を目標管理に組み込む

能力開発に関する課題を目標管理に取り組みます。

③課題解決実践能力を対象にする

研修のための研修ではなく、現場の課題を主題とした課題解決型の実践研修を行います。

人材開発の新たな役割

①保有能力を応用する人材の育成

〝What to learn〟（学ぶべきこと）ではなく、〝How to learn〟（学ぶ方法）によって、基本的な知見を状況に応じて業務に活用できる人材を育成します。

②新たな知見を創造できるスタッフの育成

新しい知見や知識を習得できるスタッフの育成が欠かせません。環境変化に適応し、あるいは変化を先取りして変革を遂げる人材、つまりクリエイティビティを持ち、それを具現化できる人材を育成する必要があります。

③看護部の理念を実践する人材を育成する

看護管理者には、組織目標を達成するためにスタッフを指揮命令する役割がありますが、人材育成も担っています。効果的な人材育成のためには、看護管理者の仕事の仕方を変える必要があります。

人材開発のICT化

①ナレッジマネジメントシステムの活用

ナレッジマネジメントシステムの活用は、人材開発の使命です。加えて、スタッフの自主的な勉強会を専門的な知見と方策を提供して積極的に支援します。リアルコミュニケーションである「場」を通じた学習会の推進が求められます。ナレッジマネジメントシステムとは、単なるデータの集積ではなく、院内で医療や看護に関する知識の集積を図り、知的情報を活用して組織力の向上を目的とした経営管理手法です。システムとは仕組みや制度のことです。

②知見の流通化

知見を院内に流通する仕組みを積極的に構築します。知見は、医療や看護実践の結果により得られた知識や見識です。流通する仕組みとは、知見を管理者相互あるいは他の部署で活用するために、垂直あるいは水平展開するための制度です。

③ジョブローテーション

特定のスタッフが持っている知見を水平展開し、ブレイクスルーをもたらす人材を組み合わせることが必須です。水平展開とは、知識や知見を一括管理をするなどして、他のスタッフや他の部署で活用することを言います。

9 チーム看護を実践するための協働行動（相互作用）が取れるナースの育て方

看護管理は、臨地の看護実践に関する事柄が主体となるので、看護計画をベースとして看護師が患者に何をするかを明確にする必要があります。

通常、特定の患者に関わる看護師は1人ではなくチームとして看護実践しますから、看護師の仕事には協働（相互作用）行動が欠かせません。協働とは、協力して働くことであり、看護師と看護師が精を出して仕事をする相互援助関係です。

しかし、職場には相互援助関係が形成できない状況がいくつかあります。自分が知らないことを率直に「知らない」と言うこと自体がたやすいことではありません。他人からあれこれ教わることも面倒なことです。

管理者とスタッフの〝相互援助関係〟を作るスキルが必要

看護管理のやり方次第でスタッフはやる気も出せば、逆に失うこともあります。看護業務に大きく貢献するのも人、組織崩壊の道を歩ませるのも人です。人は、きっかけ次第で行動を変えることができます。人間は同情と支持を受け入れやすいものですが、教えられ、学ぶという行為はそうたやすくできることではありません。

看護管理者とスタッフの間で相互援助関係を形成するスキルが必要になります。

そうしたスキルを類型化すると4つに集約することができます。

①品質を向上させるスキル援用

品質には、業務に対する品質および業務に携わる人間の品質があります。

②行動化を促進するスキル

行動に駆り立てることができるスキルであり、相手の自発性を促すことに効果があるものがよいでしょう。

③傾聴するスキル

相手の考えを聴き、自分なりの掘り下げを助長できるスキルです。

④問題を解決するスキル

問題を解決するために必要となるスキルです。前提としては問題を洗い出し、分析し、解決しなければならない問題を特定するスキルが必要です。

この4つのスキルは、看護管理の課題を明確化して、職場内で討議し、共有するスキルです。4つのスキルを駆使して看護管理者がスタッフに対して、あるいは職場内における相互援助関係を作り上げます。

相互援助関係を通じて、スタッフが問題を的確に把握して、自信を深め、行動を修正し、習得していくことになります。

コミュニケーション・スキルがないと育成は上手くいかない

教示スキルには教材の良否や教示法の適切度なども含まれますが、どんなに良い教材であってもどのような教示法をとったとしても、プリセプターとプリセプティとの関係が相互援助関係でなければ育成は上手くいかないものです。

どのようにすれば有効に援助ができ、また、援助を受けることができるのか、相互作用を形成するスキルが必要です。それは、人間相互の架け橋を架ける「コミュニケーション・スキル」です。

意志の疎通を密にする

相互援助関係を築くためには、看護管理者のスタッフに対する動機づけが欠かせません。動機づけとは、「その気にさせる」ことです。

動気づけは、看護実践に関する能力を成長させるために行うものです。看護管理者とスタッフが意志疎通し、互いの関係や連携を密にすることが重要です。

看護管理の役割モデル

看護管理の目的の1つは、スタッフに業務に必要な能力を実地で習得させることです。看護管理者とスタッフそれぞれに期待される役割があります。

看護管理者は看護管理者として役割を認知し、役割どおり実地で任務を果たさなければなりません。

スタッフはスタッフとしての役割を受容し、業務に求められる能力を習得しなければならないのです。

① Attention

看護管理者の役割は、スタッフに、業務に対する興味と関心を抱かせ、探究心を持たせるために、注意と世話が中心となります。

② Relevance

看護管理者は、業務の関連性や適合性を示し、スタッフが学習目標に親しみを持てるようにします。

③ Confidence

看護管理者は、スタッフに学習目標を受容させて、できるという自信を持たせます。

④ Satisfaction

看護管理者は、スタッフに「やってよかった。また、やろう」という喜びや満足感を感じさせます。

⑩ ナースが成長しない「要因」を洗い出し、解決する

何事も阻害要因を放置したままでは所期の目的を達成することは困難です。看護管理者は、看護管理の阻害要因を洗い出し、解決することになります。阻害要因を洗い出し、解決することが看護管理力を強化することになります。

看護管理の阻害要因を洗い出す

看護管理は、組織開発を推進することを阻害する要因を洗い出す仕組みでもあります。育成の経過を通して、チームメンバーの役割認知の程度、チーム看護を推進する段階の相互作用のあり方、チーム看護に働くダイナミックな諸要因の洗い出し、他のチームとの連携に関する課題の特定をするために振り返ることになります。

スタッフを効果的に育成をするためには、「私は何者か」を問いかけ、チーム看護のメンバーとして自己受容させます。自己の恐怖や不安を取り除き、他者への恐怖と不信を除去することがポイントです。

また、スタッフに「私はどのように行動すれば良いのか」を認知させることです。「病院の理念、病院の目標、チーム医療の目的は何か」を教示して自覚させます。スタッフに対して「チーム看護における私の責任」などを明確にするために、チーム看護推進ワークショップを実施する

ことも効果があります。

①自己啓発につなげる

自己啓発はスタッフ個人の領域ですが、高度な能力を取得しようという意欲を支援することは看護管理者の育成の範囲です。

しかし、自己啓発を動機づけることも自己啓発を支援することも容易ではありません。

自らを成長させるために本を求め学習し習得するスタッフもいますし、先輩や管理者から本を読めと諭され、学習するスタッフもいます。先輩や管理者から本を読めと言われて本を買っても「ツンドク」だけのスタッフもいますし、本を買わないスタッフもいるものです。

②自己啓発を支援する方法

もっと上の仕事をしたいとか、もっと評価されたいという欲求を刺激するために、資格制度や昇給制度と結びつけて、仕事に必要な資格取得などの学習目標を具体的に提示するのも手です。

学習や啓発はスタッフの多くがそうであるように、意志はあっても持続しないものです。

その場合、他者との競い合いを評価するという方式も効果があります。

例えば自己啓発ですが、先輩を加えた啓発チームを編成させ競い合わせて、その過程や結果を評価するという形態です。

この場合、啓発チームの仲間の成長に刺激を受けて発奮し、学習意欲を高めることがあるからです。学習チームの成果を院内学会で発表させるのも効果が期待できます。

キャリアステージとの連動

キャリアステージ（CDP：キャリア・デベロップメント・プログラム）は、スタッフとしての能力証明です。長い時間をかけてキャリアステージを形成させることは意義があります。

キャリアステージの意義は、**本人の現有能力を具体化し、将来のあるべき姿を描く**ことにあります。

- **いままでどのようなキャリアを形成させているのか**
- **現有能力を今後どのように伸長していくのか**
- **新しいキャリアをどのように習得させていくのか**
- **新しく習得する能力や新しいキャリア展開によってどのような仕事につけるのか**

などを構想することがキャリアステージの中身となります。

育成計画どおりか

育成計画どおりに実施したはずなのに、スタッフが育成到達点に遠くおよばないとか、周囲が期待しているとおりにならないということが起こります。

そうしたことは、育成過程で判断することができるはずですが、途中で修正や変更をすることなく、ただ漫然と指導したとすれば看護管理者が自ら招いた結果といってよいかもしれません。

・聞いているだけでメモを取らない
・人に頼るクセがある
・仕事を覚える気持ちがない
・常に受動的である
・得意な（好きな）ことしか仕事をしない
・人の注意を聞かない
・自分で考えながら仕事をしていない
・仕事を理解していない
・忙しいことを理由にして決められた仕事をしない

こうしたことを放置していては一人前にはなりませんし、自覚がないということで片づけることはできません。育成計画が抽象的であるとか、看護管理者の上司が育成に熱心でないために、看護管理者も育成に集中できないとか、あるいは看護管理者が上司とスタッフの育成に関して必要な確認をしていない、チーム内で育成に関する合意形成がない、育成途上で不具合に気づいたが手を打たなかったなどという場合に起こりうる状況です。

なぜ、育成計画どおりの育成ができないのでしょうか。

育成イメージが看護管理者になく、スタッフも育成到達点を認識していないからです。

さらに掘り下げると、看護管理者がロールモデルではないからです。ロールモデルとは、この人のようになりたい、ここを学びたいと思わせることができる人物のことです。あるいは、育成計画を作成した段階で、心得違いがあるからです。例えば、できもしないことをスタッフに要求しているとか、育成内容が観念的あるいは抽象的過ぎるなどです。

看護管理者がスタッフを“自分に近づける”ことが育成計画です。看護管理者には、「スタッフの目ざす対象は私、看護管理者です」という哲学あるいは信念が求められます。

育成到達点に遠くおよばないとか、期待どおりに一人前にならないという時には、育成計画にあるべき看護師像としてのロールモデルが明示されていないか、看護管理者自身がロールモデルであることを認識していないかです。

スタッフが成長しない

なぜ、スタッフが成長しないのでしょうか。看護管理者がスタッフに任せないで自分で仕事をしてしまうことが要因かもしれません。対策は、

- **一緒に勉強する**
- **聞いてきてもすぐに解答を出さずに少し考えさせ見守ってみる**
- **メモをしっかり取る癖をつけさせる**
- **仕事の重大さを教える**
- **予習と復習の癖をつけるために質問し宿題を与える**
- **周囲を巻き込んで定期的にグループ内学習をする**

などが効果的です。育成の心得は、「あせらず、急がず、根気よく」ですが、そうそうのんびりというわけにもいきません。そこで、体験学習に勝る学習なしです。座学を少なくして、体験や経験を積ませることが必要です。

【参考資料】看護現場のナースの育成事例（継続教育の課題と解決法）

以下は、「看護師の継続教育を実践するための課題と解決」について、6つの病院看護部の実例です。

■病院Aの課題と解決事例

1．看護管理者から声がけしていく

・どんな状況なのか自分から問いかけてみる。

・報告を受けるのを待つだけではなく歩み寄る。

2．看護師の悩みを聞くだけではうまくいかない

・看護管理者も自身の悩みを打ち明け、相互にコミュニケーションを促進していく。

■病院Bの課題と解決事例

1．個人攻撃をしない

・責めないで、常に関わる。

・ミスが起きた時もすぐに相談できるような態勢を作る。

2．普段からコミュニケーションを十分にとる

・気配りが大切。「これはどうなの？」と働きかけることにより、情報収集につなげる。

3．報告されたことを褒め、成果を認める

・報告そのものを受け止めて褒める。

■病院Cの課題と解決事例

1. コミュニケーションは信頼関係を築くもとである

・意識的に関わって意見を吸い上げる姿勢が信頼関係を築く良い流れを作っていく。

2. 報告させることを疎かにしてはならない

・報告の義務の必要性を感じさせる

・報告が改善につながったことをスタッフにフィードバックする。

■病院Dの課題と解決事例

1. 日々の業務を報告しない者がいる

・信頼関係を築くために相談を受ける姿勢を崩さない。

・受容している態度を示す。

2. お互いに踏みこんでいくのを恐れ、お互いに踏みこめていない

・言ってもいいんだと思えるように話し合う。

3. 自分だけで解決すればいいと思っている

・腹を割って話をしよう！ という場、雰囲気を作る。

・不平不満があったら受容し、聞いてやる。

・今の関係を大切にしつつ、新しい関係をお互いで作り上げていく。

■病院Eの課題と解決事例

1. 事あるごとに、これはおかしいと口答えする

・自分だけではできないので、上司に言って欲しいと思っているのではないか。

・スタッフのおかしいという意見を受容し、行動計画を提案させる。

2. チームのミーティングではほとんど意見を言わない

・業務に関することをともかく言ってもらう。

・業務上の課題について気づいているのは中堅である。

3. 意見を言う人はいつも同じ

・誰もが言える環境を作る。

・気づいた時にノートに書いてもらう。

■病院Fの課題と解決事例

1. 看護品質の維持ができない

・専門性を高めたいのかどうかなど、その人自身のキャリアの方向性を聞く。

・課題を与えてやり遂げてもらう（具体的な課題を与える）。

2. 日々の看護業務を報告してこない

・朝、申し送り後にカンファレンスを行い、情報、提案する場を設ける。

・報告を出したら褒め労《ねぎら》う。

看護実践の内容を記録したＰＯＳで情報収集する

看護管理シート

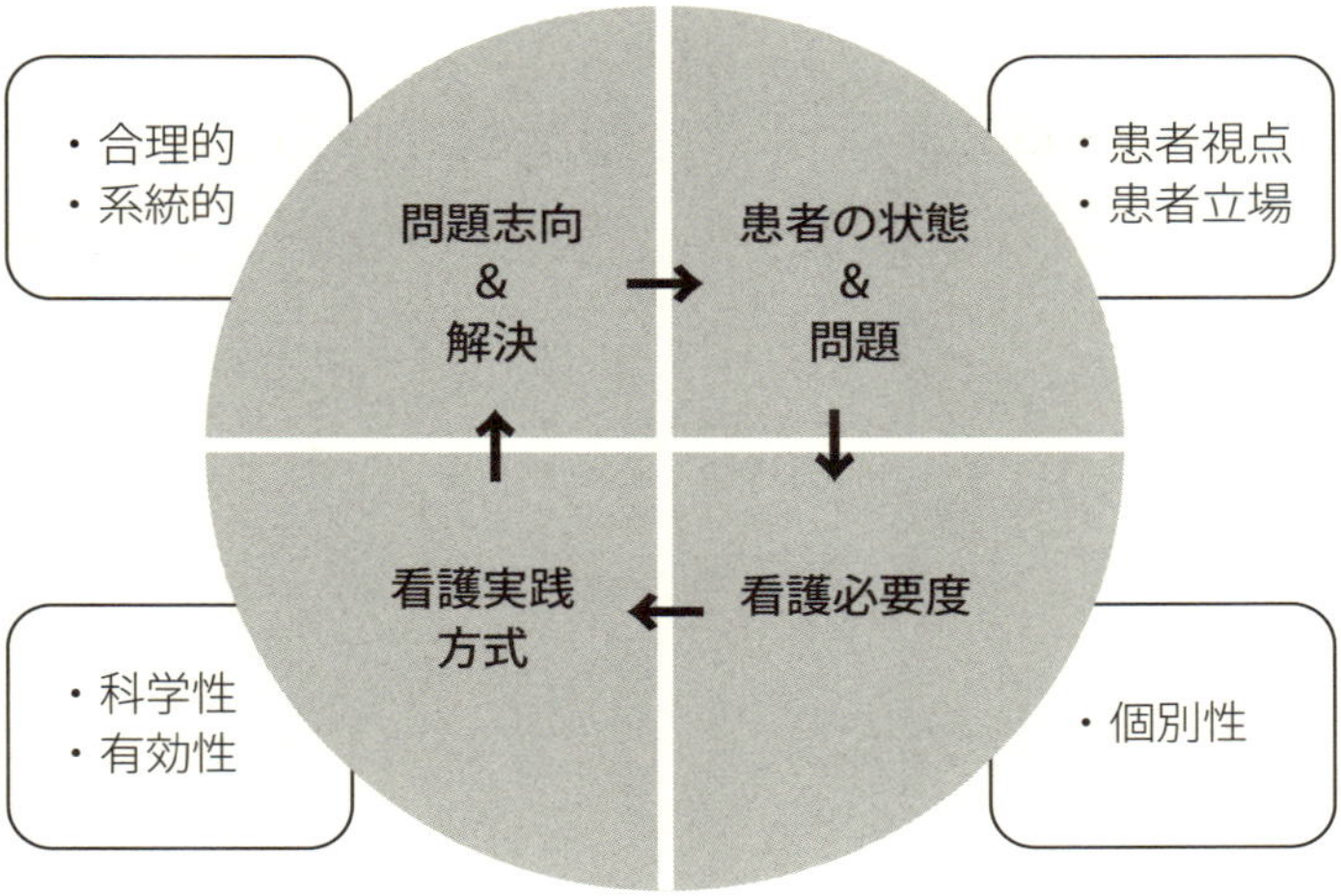

Point

看護管理は問題解決活動です。

看護記録のうち、経過記録のツールがＰＯＳです。Problem Oriented system（問題志向型システム）の略称です。

患者に質の高いケアを実践するために、患者の状態をいちはやく情報収集するために、看護実践の内容を記録したＰＯＳは必要不可欠なツールの1つです。

ＳＯＡＰ→ＰＯＳを活用した記録方法

看護管理シート

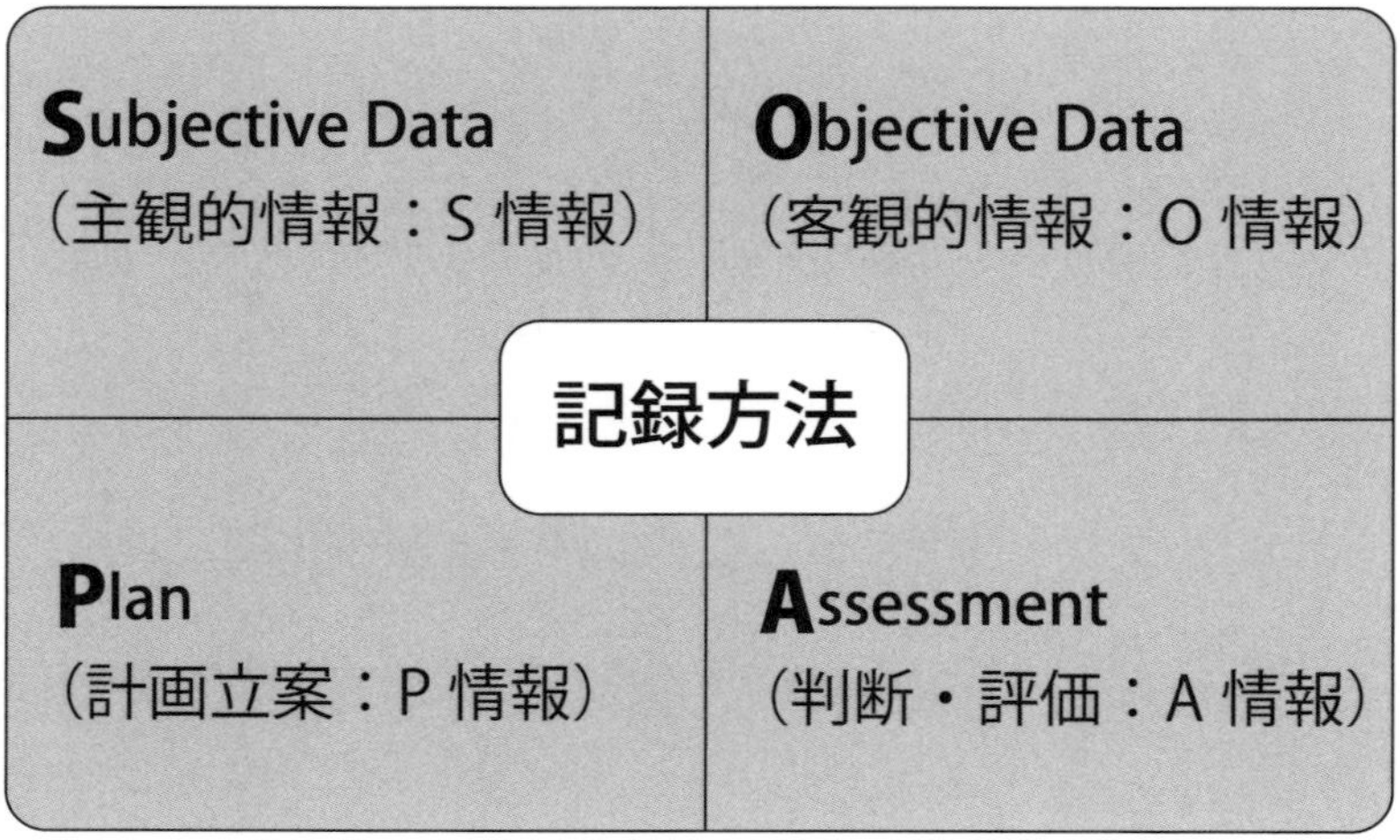

Point

SOAP とは診療録（カルテ）の書式の１つです。POS（問題志向型システム）によって得られたデータを内容ごとに分類し整理します。
後々に伝える必要から事実を書き記すことを記録と言います。継続性や時系列という考え方は、看護管理には欠かすことはできません。特に、時系列管理は重要です。時間的変化を連続的に、あるいは一定間隔を置いて不連続に観察して得た値の系列を、時系列と言います。

看護管理の実践にはＰｌａｎ（計画立案）が欠かせない！

看護管理シート

Observation Plan (OP)
＝観察計画

↓

Care Plan(CP)
＝看護計画

↓

Education Plan（EP)
＝教育計画

Point

看護管理にはＰＤＣＡサイクルによる連鎖性が必要ですが、特にＰ（計画）は物事の始まりです。看護実践にも計画は欠かせません。

看護の３大計画は観察計画、看護計画そして教育計画です。

看護管理には計画立案能力が特に必要です。

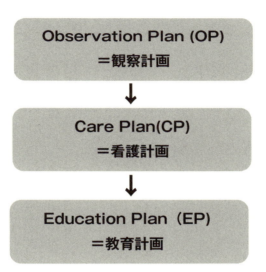

看護管理シート

４つの対象（整理・整頓・清掃・清潔）の習慣化

先入れ、先出し	**①整理**	定位置・定収納
④清潔	**⑤習慣化**	**②整頓**
定所・定時・定手順	**③清掃**	除去・保存・破棄

Point

看護管理者の管理の基本は、整理、整頓、清掃および清潔を習慣化するために躾けることが習慣化です。

整理を手始めとする活動ですが、5S活動と言います。

整理と整頓は定位置定収納、整頓と清掃は除去保存破棄、清掃と清潔は定所定時定手順、清潔と整理は先入れ先出し、それぞれが判断基準です。

危機管理はＳＨＥＬ活動で対応!!

看護管理シート

危機管理の実践マップ

エラーやミス【許容と対策】	**①S（看護行為）ソフトウェア**	マニュアル・手引き【点検と評価】
④L（三現行動）ライブウェア	**危機管理**	**②H（機器）ハードウェア**
５Ｓ活動【職場ぐるみ実践】	**③E（環境整備）エンバイロメント**	整備・確認【正常運営確保】

Point

看護管理者が行う管理には危機管理が含まれます。危機管理は、突発的な事態に対処する体制のことです。危機に対しては迅速で有効な措置が求められます。危機管理を実践する活動の１つがＳＨＥＬ管理です。ＳＨＥＬとはソフトウェア、ハードウェア、エンバイロメントおよびライブウェアの頭文字です。ＳとＨに対してはマニュアルあるいは手引を作成し点検と評価をします。ＨとＥに対しては整備と確認を行い正常運営を確保します。ＥとＬに対しては５Ｓ（整理、整頓、清掃、清潔、躾け）活動を職場ぐるみで実践します。ＬとＳに対してはヒューマンエラー対策です。

エラーが発生する8つの要因

看護管理シート

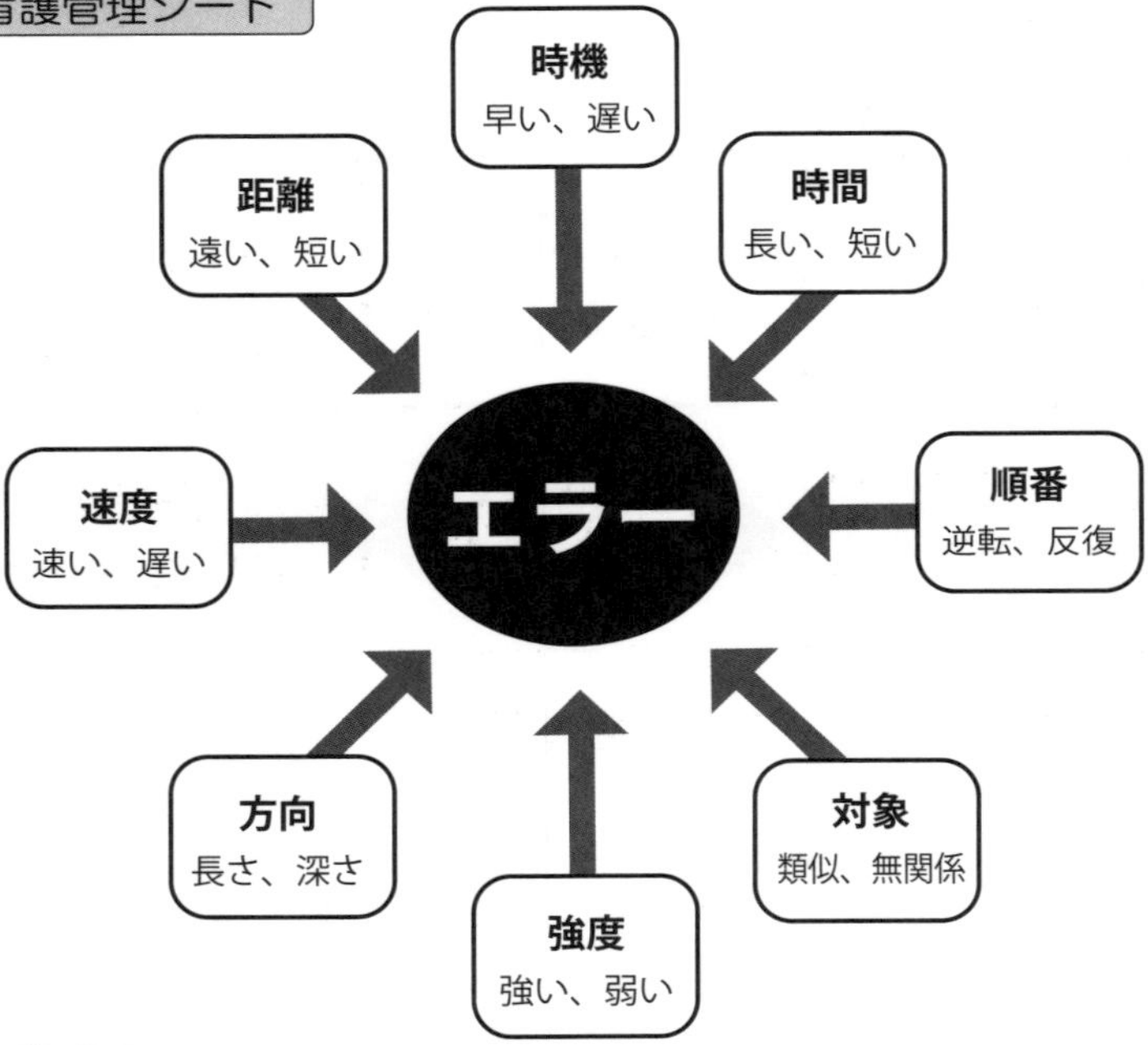

Point

ミスは失敗することや過失です。エラーは誤り、過失、誤差のことです。人間が犯すエラーのことをヒューマンエラーと言います。

エラーやミスを犯すから人間です。人間はミスをし、エラーをします。看護管理者にとって大切なことはエラーがあってもミスがあっても安全を確保することです。

まずは、エラーの発生要因を把握することです。発生要因を類型化するとおよそ図のように8つあります。

パート 4

看護管理者が実践すべき
5つのマネジメント

1 5つのマネジメントとその進め方

看護管理者の主たる責務はマネジメントの実践です。

看護管理を有効に機能させるためには5つのマネジメントを確実に行うことです。

①ビジョンをマネジメントする

看護理念あるいは看護の社会的使命を浸透させ実践することです。

②コンプライアンスをマネジメントする

遵法と倫理実践です。

③リスクをマネジメントする

危機を予測して事前の予防的見地から手立てを打ちます。

④マネジメントのアカウンタビリティ

看護管理の透明性を確保し、社会的信頼を高めることです。

⑤ヒューマンリソースのマネジメント

スタッフに役割を認知させて、役割行動をさせることです。

そもそもマネジメントとは、**「人を通して事をなすこと」**ですから、5つのマネジメントを集約するとスタッフの管理が最も重要ということになります。

看護管理者には、スタッフを通じて看護管理を効率化して、看護看護の効果を上げる責務があります。スタッフを通じてということは、スタッフに2つのことを求めるということです。1つは、**看護管理に関するコミットメント（参画化）**および2つは**役割を認知し、役割どおりに行動するための自律化**です。

スタッフの参画化と自律化を促すためには、なすべきことが少なくとも4つあります。

①キャリアの形成

一過性あるいは短期の評価だけではなく、生涯にわたり貢献可能なキャリアを形成させます。

②多様性（ダイバーシティ）の管理

看護管理者の看護等に関する価値観を一方的に押し付けてはいけません。スタッフ個々の働きがいや生きがいを受容しつつ管理することです。

③ウィン-ウィンの関係性構築

看護実践のパフォーマンスとスタッフのパフォーマンスは背反するものではありません。相互理解と相互信頼をベースとして、スタッフとの関係性を良好なものにしていきます。

④均等職場の実現

短絡的な活用ではなく、ワーク・ライフ・バランスとしての、〝男女雇用機会均等職場〟を実現する必要があります。例えば、育児休業制度や介護休業制度です。男女を問わず制度がカバーする範囲を柔軟に活用してください。仕事の責任を押し付けるのではなく、業務の軽減あるいは業務の入れ替えなどを行って、ダイバーシティ・マネジメントを推進することです。

❷ 組織を変革するダイバーシティ・マネジメントの推進に必要なこと

スタッフの参画化および自律化の施策の中核となるものが、ダイバーシティ・マネジメントです。ダイバーシティ・マネジメントとは、**個人や集団間に存在する様々な違いを源泉として、文化や制度など組織全体を変革しようとするマネジメント**に対するアプローチのことです。アプローチするための留意点は少なくとも３つあります。

①多様性を看護業務に活かす

看護コストの軽減、創造性の発揮、問題の解決などは、様々な見方や多面的なアプローチが必要です。

②個人、人間関係および組織を対象とする

ダイバーシティは、国籍や性別、対象者のみの課題ではありません。すべてのスタッフが関われるようにします。

③可能性のあるあらゆる要素を考慮する

人種、国籍、宗教、障害、性別、性的指向、年齢などは、ダイバーシティの基本的な要素ですが、個人や集団の間で違いを生み出す可能性のある、あらゆる要素を対象としたダイバーシティを推進します。

ダイバーシティ・マネジメントは、プログラムではなくプロセスです。マネジメントとは、理論と実践を行ったり来たりすることです。**マネジメントの狙いをスタッフに理解させることが肝要**です。スタッフが理解できないということは、何のために役割を果たすのかが、あるいは、目標（目的）達成のために何をすべきかが共有化されていないということになるからです。そこで、看護管理者の立場から以下のことを自問してください。

◎その1．私は看護管理者です。

自分の担っている役割を達成するために、自らの機能の主体的な役割を明確にしてスタッフに明示していますか？

◎その2．私は看護管理者です。

看護部の方針を、部署（あるいはチーム）の果たさなくてはならない方針としてスタッフに理解させていますか？

◎その3．私は看護管理者です。

ダイバーシティ・マネジメントは、看護業務を実践するために妥当なものですか？　業務実践上の価値基準や判断基準を看護管理の基盤としていますか？

◎その4．私は看護管理者です。

看護実践で、なぜそれを重視するのか、何を重視するのかをスタッフに理解させていますか？

❸「何を問題にするか」がマネジメントの核になる

て異なります。

なぜそれを問題にしたのかを看護管理者として自問してください。

◎その1．なぜそれを問題にしましたか？

明確に答えてください。答えられないとしたら２つのことがあるからです。

①問題解決そのものを目的化しているからです。

②問題処理そのものに振り回されているからです。

◎その2．問題解決がマネジメント行動と思っていますか？

何を問題にするのかは、マネジメントの核です。問題解決行動の前提となります。問題解決のプロセスは、看護理念や看護部の方針と連動するものです。それゆえに、問題解決のプロセスとして、４つのことを明確にしていますか。

①何を問題とするか

②何を原因とみなしたか

③それをどう解決するか

④それをどう実行するか

◎その3．問題をどう解決するのですか？

看護プロセスを通して看護管理上の問題をどう解決していくのかが問われます。スタッフは、看護管理者の思考と行動を見ているからです。そこで、以下の４つの視点に留意していますか。
①何を重要な行動基準としましたか
②何が最大の妨げになりますか
③何が達成の鍵となりますか
④実現していくには何が不可欠ですか

◎その４．経験と能力を生かしていますか？

経験と能力を生かして成果に結びつけるまでにはいくつもの障壁があるものです。特に、新規技術の導入およびスタッフ育成には多くの障壁があります。

①新規技術の導入

新規技術を導入するまでには越えなければならない障壁があります。スタッフにも障壁を乗り越えさせなければなりません。新規技術の効果や意義を理解させつつ、リスクの対処の仕方あるいは新規技術の成果に対して自信を持たせることなども必要です。

②スタッフの育成

育成のツボを見つけるまでにいくつかの障壁があります、スタッフに障壁を乗り越えさせるためには、スタッフ個々の創造性と感受性を高めさせつつ、他者を理解する力を向上させることです。

4 働き方には最低限の法的基準がある

「働く」には、仕事をする、労働する、機能する、あるいは活動するという意味がありますが、夜に盗みをする夜働きや、急ぎ働きとは徒党を組んでの盗みのことであるし、強制、押し付け、指揮命令など、「働く」にはマイナスのイメージが付きまといます。

遵法は最低の条件

働くは、人と動を合わせた国字です。傍（はた）を楽にすることという言葉遊びのようなことを言う人物からすると、他者の負担を軽減するために働くということになるでしょう。

働き方には最低の法的基準があります。最低の法的基準の主たるものが最低賃金法、労働基準法および男女雇用機会均等法（略称）です。

法律が定める基準は、最低の基準ですから、最低基準を定めた法に抵触するとしたら働き方以前の問題です。それでは、遵法だったら満足できる働き方ができるかというとそう単純ではありません。

改革の対象

改革とは現時点の基本的な体制を保ちつつ、内部変化を起こすことです。行政、農地、規制、構造などが改革の対象として著名です。

働き方改革の意義や価値は一様ではありません。世間では主として長時間労働の抑制、柔軟な働き方の導入などを対象としています。

看護管理の立場からすると、

・ケアの品質向上

・看護業務の効率向上

・働き手の確保

などが改革の対象となるでしょう。

さらには、ケア現場で働く看護師一人ひとりの働き方を支えるという視点からすると、**働きやすい環境を整える**ことなどが働き方改革の対象になるでしょう。

三方よし

江戸時代の教えに「三方よし」があります。売り手よし、買い手よし、世間よしが三方よし、商いの神髄です。

今様にすると、職員満足、患者満足、法人満足ということになるでしょう。職員の権利を侵害してはならないし、全人格を否定する行為はあってはならないということです。

つまりは、コンプライアンス遵守と社会貢献あっての「三方よし」です。

5 問題を解決するために必要な能力とは何か

知識は、働き方および働かせ方双方の力の1つです。

知識がないと専門性は形成できませんし、経営管理に関する知識がないとしたら組織管理は場当たりのものになりかねません。何よりも知識を活用することによって、問題を特定することができます。

問題とは何か

問題とは、あるべき姿と現実との乖離です。

「私の病棟には問題がない」とか、事故が起こった時に、「思いもよらなかったこと、想定外のこと」。管理者がこうした発言をするとしたら傍観者意識に苛まれた人物です。なぜ、傍観者意識なのかと言うと、「管理」を実践していないだけではなく、「管理」とは何かを理解していないからです。

管理とは、人をして目的を達成することであり、そのためには問題を発見して、問題を解決する必要があります。

問題の区分

問題を感じることができない人物は、それだけで管理者とは言えません。問題は少なくとも3つに区分できます。逸脱型問題、未達型問題、創造型問題です。

逸脱型問題は、ルール、規則、マニュアルなどから逸脱したために発生する問題です。看護基準、看護手順、手引きどおりに行わないなどが典型です。

未達型問題は、目標値に到達しないことによって発生する問題です。目標とした病床回転率に達しないなどが典型です。

創造型問題は、働きがい、患者満足度、職員満足度などで、着眼点と到達点の決め方によって結果の見方が揺らぐことになりますし、工夫の仕方で対応する問題です。

創造とは、新しいものを生み出すことです。想像は心の中に思い浮かべることですが、想像が創造に転化します。

創造型問題は、定量化が困難ですが、解決するためには可能な限り見える化が必要です。定性的なとらえ方だけでは問題が抽象化します。

情報とは

情報は、問題を解決するために、あるいは、目的を達成するために必要となる知識およびデータです。

知識は、ある事項について、いろいろと知ることあるいは知り得た内容です。

看護師が必要とする知識は3つに区分できます。

①対話および記録に必要となる国語力

②専門職である前に人間であるための一般常識

③看護師として必要になる診療や医療に関する専門知識

です。

データは、推理し、結論を導き出すため、あるいは行動を決定するための事実、さらには資料であり、言語データ、数値データおよび図表データに大別できます。言語データは、実際に起こった事柄を記述した事実データ、ある問題についての考えを記述した意見データ、および考えを記述した発想データに区分できます。

事故報告を例にとると、事故の内容を5W1Hで記載するものが「事実データ」、なぜ事故が起こったのか考えを記載したものが「意見データ」、どうしたら事故を未然に防ぐことができるのか考えを記載したものが「発想データ」です。

数値は、計算や測定によって得られる数です。数値データは数値と量を数値で表すための単位との複合データです。

例えば、長さはm、面積は㎡、体積は㎥が単位です。図表とは、物の数や量などと他の物との関連性を線、図形などで表したものです。要約するとグラフです。

能力とは「物事を成し遂げることのできる力」

知識があろうとも活用しなければ宝の持ちぐされでしかありません。

知識や技を保有していること自体を評価する向きもありますが、知識や技術は発揮してこそ価値があります。

能力とは、物事を成し遂げることのできる力のことです。

仕事に必要な能力には、４つの要素があります。

知識、技術および意欲の３つを潜在能力と言い、意欲によって知識と技術が顕在化したものを行動と言います。

能力を顕在化するものは意欲です。

知識や技術など潜在の能力を顕在化するためには意欲ありきです。

意志を顕在化するエネルギーを意欲と言います。

仕事に必要な能力は４つある

看護管理シート

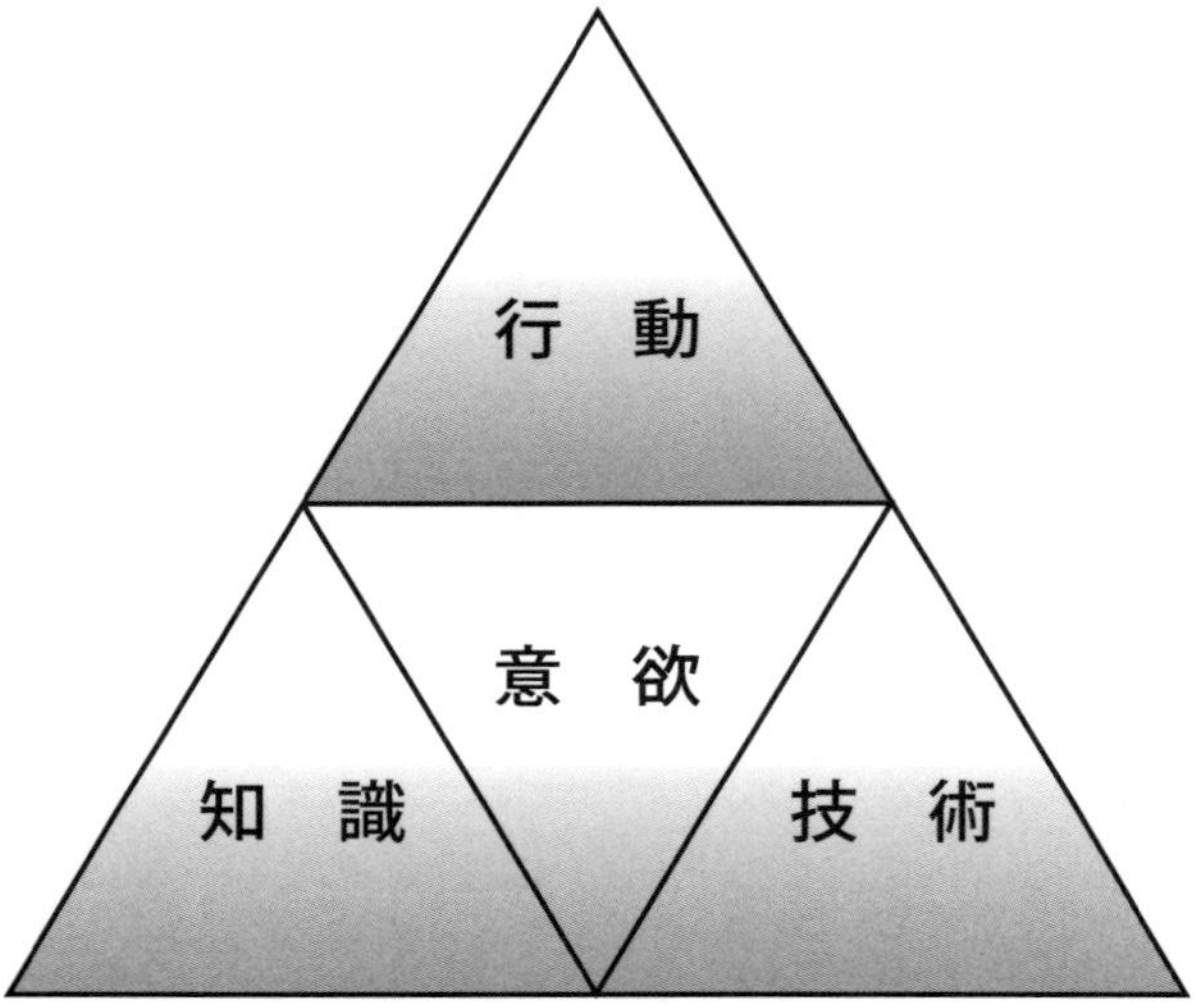

Point

知識、技術、意欲の３つを潜在能力と言い、意欲によって知識と技術が顕在化したものを行動と言います。

6 管理者にとってとにかく大切なのは、問題が起こったらどう解決するか

改革とは、思考を変えることでもあります。思考とは、周囲に起こっている環境を受け止め、事態に応じて課題を解決していく過程です。

より良い働き方のためには、負の思考に陥らないための確固たる自信を持った職場管理と自己管理が求められます。

看護現場の働き方改革に必要なものは5つあります。

①働き方を阻害している要因を洗い出す
②情報を活用して問題を形成し、問題を解決し、内部変化を起こす
③働き方に応じた能力開発を行う
④認知の歪みを生じさせない管理をする
⑤負の思考を排除する

管理者が陥りがちな負の思考

管理者が陥りがちな負の思考が2つほどあります。

1つは、論理の飛躍です。確かな根拠がないにもかかわらず楽観的あるいは悲観的になり、良いことあるいは悪いことであると論理づけてしまいます。

2つは、先読みエラーです。先見の明がない希望的観測や経験だけにこだわった計画や目標などはエラーへの道程です。先見の明とは、将来の事柄について見通す力や見識の力量などです。

管理者は知らず知らずに、**「自己の体験や知見と関連づけがち」**です。

管理者の中には責任を一身に背負うタイプもいます。「自分はダメな管理者だ。部下がやる気がない、退職が多い、事故が多発する、すべては自分の責任だ」などと落ち込んでしまうものです。

管理者だからと言って、組織の上下左右すべてに影響力を及ぼすことはできません。問題が起こった場合、自己責任と受け止めることも必要ですが、**もっと大切なことは、どうすれば問題を解決できるか**です。

「自己の体験や知見と関連づける」思考を繰り返すと、管理の放棄や自己否定になりがちですし、その結果として、管理の質が低下します。

管理の質を低下させる管理者の思考（＝認知の歪み）

管理の質を低下させる管理者の思考には傾向があります。全か無かの傾向、一般化傾向、すべき論傾向、商標化傾向および誇大視＆過小化傾向です。

①全か無かの傾向

物事を判断する段階で、「白か黒か」、「ＯＮかＯＦＦか」、といった見方のことです。

②一般化傾向

良くない出来事が起こったとします。一般化傾向は、「いつもこうだ」、「うまくいったためしがない」などと思考します。嫌なことばかり思考し憂うつになってしまい、挙句に管理が面倒くさくなります。

③すべき論傾向

物事を「すべきである」「すべきではない」と思考する傾向です。

組織管理が上手くできなかった場合、管理者である自分が否定されたと感じて自分が嫌いになるという思考の傾向です。

④商標化傾向

部下がミスや失敗をすると「駄目な部下」、「使えない部下」などと否定的な商標を貼ってしまう傾向です。

⑤誇大視&過小化傾向

短所や失敗を過大あるいは過小化する思考です。誇大視&過小化傾向の思考は失敗を大げさにとらえる一方、長所や成功した場合には評価しない管理に通じます。

以上の5つの思考は認知の歪みです。

看護師にも負の思考がある

看護師にも負の思考があります。上司に報告あるいは連絡をしたところ、上司が関心を示してくれなかったり素っ気ない態度だったとします。そうした場合、自分は上司に嫌われていると思い悩んでしまうものです。

上司は一人ひとりの部下の出来事すべてに関心を払ってばかりいられません。看護部長の指示で頭が一杯になっている看護師長は、部下の相談に心ここにあらずということもあります。あえて部下の成長を期待して素っ気なくすることもあります。

負の思考は、**マイナス化傾向**および**感情的傾向**です。いずれも認知の歪みです。

こうした思考は、こだわってくよくよ考えてしまう思考になりがちです。少しのミスですべてが台無しと思う思考傾向です。

看護目標を例にとります。上司に共感してもらえたのに同僚から指摘されたことが頭からはなれないで悩むというものです。こうした思考に陥ると、多くのことを良くないと思いがちになり落ち込んでしまいます。

マイナス化傾向は、よい出来事も悪い出来事に転化してしまう思考のことを指します。業務が上手くいっても、偶然できたとか、誰か手助けしてくれたのではないかと思考します。業務に不具合があった時は、自分はダメだと思い込むものです。

感情的傾向は、自分の感情が事実を証明する証拠であるとする思考です。感情的傾向は、ポジティブな思考、感情が後退しているような場面で生じやすいものです。

人間は多かれ少なかれ、感情的傾向があります。

例えば、相反する証拠があっても、心地よい感覚をもたらすことを信じたがるものです。

また、好ましくない、精神的苦痛を受けるような厳しい事実を受け入れたがらないものです。

マイナス化傾向あるいは感情的傾向は、個人的かつ自己中心的なものですが、対人関係や組織内に影響（同調、同調圧力）を及ぼしかねません。

⑦ なぜ医療機関には「社会的責任の実践」が必要なのか

法人を健全に運営する責任のことをＣＳＲ（法人の社会的責任）と言います。

ＣＳＲの中核がCompliance（法令遵守と倫理実践：コンプライアンス）です。コンプライアンスには法令遵守と倫理の両輪があります。病院等医療機関には、ＣＳＲには法律や規則、社会規範などに違反してはならないというコンプライアンスからみた規定は必須です。

例えば、「当院のＣＳＲは、法令の遵守（コンプライアンス）、環境との調和、医療＆看護品質の向上および人間尊重の４つの柱から成る」という規定です。

ＣＳＲは本業を通じて行い、実現すべきものです。本業とかけ離れたＣＳＲはあり得ません。「本業を通じた社会貢献をすることで、社会との間にウィン－ウィンの関係を築くこと」＝本業の利益を前提として、患者の利益、社会の利益を考えて行動することです。

ＣＳＲとは医療機関にとっても「投資」です。投資である以上、リターンを期待するのは当然のことです。

ＣＳＲは「事業投資」です。善行をひけらかさないのが美しいという人もいますが、ＣＳＲはそうした考え方だけで推進することではありません。病院の評価が上がり、医療機関としてのイメージも向上して、地域社会の支持が増えるといった計算が働くことを卑しいと思うことはありません。立派なことをした時もきちんと開示するのは当然のことです。

もちろん不祥事があったら隠さず明らかにします。これは、「ＣＳＲはコミュニケーションそのものである」という一面です。

逆にＣＳＲを無視する病院は、優秀な人材を確保できなくなり、有利な資金の調達が難しくなります。地域社会からの信頼は薄れていき、次第に医療機関としての事業遂行が困難になっていきます。

看護管理者は、スタッフにＣＳＲを自分には縁のないものと考えさせないことです。それぞれの担当業務を遂行するに当たって、関わりのある責任は何か、看護部のルールにこだわるあまり患者や家族をないがしろにしていないか、周囲に悪い影響を及ぼしていないかを省みることです。

ＣＳＲは、何も新しいことをやろうというものではありません。当たり前のことを当たり前にやることに尽きます。ＣＳＲによって地域からの信頼の度合いを上げていくことです。スタッフ一人ひとりがＣＳＲをきちんと実践することです。

パート 5

看護現場の
不平・不満の解消に
どう取り組むか

❶ チーム医療にはエキスパートとしてのナースの力がますます求められている

組織についての知見があります。

人間が個人として達成できないことを他の人々との協同によって達成しようとした時に組織が生まれる（C・バーナード）。

医療現場は、医師の指示の元にスタッフそれぞれが業務を果たしてきました。医師を頂点としたピラミッド構造の組織が形成され、継承されてきたのです。

ピラミッド構造の組織が成立するためには3つの条件が必要です。共通の目的、協働意欲および意思疎通です。

更に、ピラミッド構造の組織を運営するための原則があります。理念・使命の共有、指示・命令の統一化、権限の明確化、相互理解、公平な管理、裁量権の尊重の6つです。

ピラミッド構造の組織の1つの典型は、看護部長をトップとする看護部の組織構造ですが、組織構造に変革が求められています。病院を取り巻く経営環境の変化に対応するために組織を活性化しなければならないからです。より有効性や効率性を求める組織として、動態的な組織づくりが求められています。

そこで、どのようにしたら動態的な組織づくりができるか、看護管理者の新たな課題です。

動態的な組織の中核は2つあります。

1つは、**組織の機動性および意思決定の迅速化のために組織をフラット化すること**です。

もう1つは、**療養上の世話に必要な看護行為、診療に関する医療行為などコアコンピタンスの開発**です。

そこで、機動性に富む、プロジェクトチームの編成やマトリックス組織づくりなど、ピラミッド構造の組織を補完する新たな組織構造づくりが看護管理者の課題となっています。プロジェクトチームの編成やマトリックス組織づくりの1つがチーム医療あるいはチーム看護です。チーム医療は、医師、看護師、薬剤師などすべての医療スタッフは同等の立場であり、それぞれ専門分野のエキスパートとして連携して医療を実践することになります。

医療品質の向上、安全・安心の医療を提供する組織づくりがチーム医療です。厚生労働省が2010年5月に「チーム医療推進会議」を発足させて以来、チーム医療は医療現場を改革する原動力として機能することができるかが問われています。

安全な医療、患者自らが医療を選択できるようになってきたことなどが、チーム医療の推進に拍車をかけています。チーム医療の利点は主として3つあるとされています。

①状況を的確に捉え、専門のエキスパートが対応した医療が提供できる

②最適な医療を提供できる手段となる

③チームで活動することで多様性のある意見、見方が見出せる

チーム医療は、患者・家族が最善の選択をできるようにサポートします。患者とその家族が治療法の選択肢を理解し、望む治療が受けられるようにするための組織づくりです。インフォームドコンセントの場に同席するなども看護師の役割です。

保健師助産師看護師法の定める看護師の役割は、「療養上の世話及び診療の補助」ですが、補助の意味合いが変容しつつあります。医師に対する従属から、医師に対する協力になってきましたが、チーム医療では「協働」の立場です。「協力する」という立場だった看護師が、「協働する」という立場に変わり、看護という専門分野におけるエキスパートとしてチームに貢献することが求められるようになっています。

入院した患者の中には、当たり前の日常を送っていたのに病気となって、治療後はもとの生活に戻れない、もとの身体のようには動かない等となる患者も多いものです。急激な変化からパニックに陥り、不安を大きく抱えています。

チーム医療では、医師が治療に当たり、治療が有効に働くように入院生活を看護師が管理します。治療が終了し医療的介入がなくなったから直ちに退院ではありません。

身体的変化から生じる不便さや不安にも、包括的に関わり解決していく役割を先導するのも看護管理者です。

2 看護現場の不平・不満をどう解消したらいいのかを考えるのも管理者の課題の一つ

看護現場は不満・不安が渦を巻いています。気がかりで落ち着かないことや心配なことが不平を生み出します。

もの足りなく、満足しないことが不満となります。仕事や他人に対する物足りなさが不満となります。

自分の未来に対する負の思いが不安を生み出します。スタッフの不平・不満は、働き方あるいは働きがいを阻害します。それは、スタッフがなすがままの患者不在の医療や看護を生み出すばかりか、患者の権利を侵害し、患者を虐待することにもなりかねません。

スタッフ間の不平・不満をどのようにしたら解消することができるのか、看護管理者の古くて新たな課題です。

例えば、2人のスタッフがいたとします。1人は、看護スキルは高いものの傲慢なスタッフです。もう1人は、看護スキルはまだまだであっても誠実なスタッフです。この2人に対する他のスタッフは受容的であるとは限りません。傲慢な態度、看護スキルが低いこと、いずれも不平不満の要因になるものです。

看護師の勤務先は病棟だけでなく、訪問看護ステーションや介護施設にも配置されています。特に、介護現場は、離職、採用難、低賃金など課題が山積です。病棟勤務の看護師と介護施設勤務の看護師の処遇をどのようにしたら同一にすることができるのか、これも看護管理者の課題です。

厚生労働省（2022年1月27日に発表）「令和2年（2020年）衛生行政報告例（就業医療関係者）の概況」によると、就業する看護師の数は128万911人です。91・9％が女性看護師でした。働いている年代は、40歳～49歳までの割合が最も高く、全体の27・8％に及びました。就業場所別に見ると、72・2％が病院で、大多数を占めています。

介護現場の働き方改革は、看護師の参画なくして推進は困難です。そこで、介護職の処遇改善の基盤をなすものは介護施設に勤務する看護職の処遇改善です。

また、介護職の不平・不満の多くは休日と深夜時間の対応にあります。介護職の離職によって休日が思い通りに確保できないからです。さらに、不平・不満に加えて不安を抱いていることがあります。それは、深夜時間帯の勤務です。看護師を組み込んだ深夜シフトはほとんどありません。急変に対応できない状況があり、心理的負担も増して不安に苛まれています。そこで、介護現場における看護師の働き方改革は看護管理者の課題なのです。

3 自発性は「有言」から生まれる

自発性とは他からの教示や影響によるのではなく、内部の原因や力によって思考や行為がなされています。

よどみなく話せることは大事ですが、黙るべき時を知ることは、もっと大事です。イギリスの思想家・歴史家のトーマス・カーライルの『衣装哲学』(Speech is silver, silence is golden.)に「沈黙は金」の原義があります。

沈黙は銀よりも高価な金であることに共感したうえで、「正しいことを言う」ことがプラチナではないでしょうか。

間違っていないことあるいは邪でないことを正しいと言います。

正しいことは正しいと言い実行する

正しいことを正しいと言うのは容易なことではありません。

他の人たちが正直であって正しいことをしているとは限りませんし、正直で正しいことをした報酬は見えにくいからです。

しかし、何も言わないことによって引き起こされる結果は深刻になりがちです。正しいことをすることによってもたらされる機会を生かすことはできないものでしょうか。

ＹＥＳかＮＯ、二者択一ではない他の選択肢がきっとあります。活動に堪える精神力である気魂がないことが無気力です。

無気力な人物に自発性を期待することは困難です。自発性はまずは有言からです。口に出して言ったことは必ず実行したいものです。

正しいことを正しいと言い、実行する有言実行はプラチナの看護管理者です。

パート 6

ナースを早く一人前にして結果が出せるように育てるにはどうしたらいいか

【人的資源管理のポイントと進め方】

❶ 人的資源管理・11のポイント

どの程度の力量の人材を、どのくらいの人員で業務に配置するかが人的資源管理の実務です。3つの役割があります。

1つは、スタッフ一人ひとりが病院の担い手であるというスタッフ個々に対する期待です。看護管理の本質は、スタッフ個々に自己コントロールさせることを意味します。ムダな管理コストを軽減することが目的です。

2つは、看護品質や個別業務の相乗効果を発揮させるためにチームリーダーに能力を発揮させる役割です。一人ひとりの目標を職場目標に整合させ、自己実現を支援し、職場目標を達成し、業績貢献の役割を担うチームリーダーを育成し配置する必要があります。

3つは、成果をあげるために、現場の環境を整える役割です。目標達成のために現場を後押しすることと、チーム間あるいは職域間に生じる葛藤を調整する目的です。

人的資源管理のポイントを11挙げます。

ポイント 仕事に必要な人員を決める

定員管理です。適正人員および適正配置基準を設定する必要があります。業務を列挙し現有配置の可否を分析します。業務の分析の結果から組織の運営体制および人員配置を見直します。

運営体制を改定するとともに適正人員を決定します。
看護業務にどの程度の力量、どのくらいの人員が必要かを決める根拠になります。

ポイント　仕事に必要な人を集める

採用業務です。組織・人事に求められているニーズを明確化します。正規スタッフ、非正規スタッフ、契約スタッフ、派遣スタッフ、アウトソーシングの業務範囲を特定し、それぞれに必要な所定人員数に満たない人員を採用あるいは契約することになります。

ポイント　仕事に向くように人を育てる

育成業務です。一人前に育て上げることですが、単に教え育てることではありません。業務に期待されている力量を習得させるために、意図を持って働きかけて望ましい姿に変容させるというものです。

ポイント　成果が出るように人を配置する

配置業務です。出来栄えを期待した人の配置です。スタッフの配置には、適正規模の組織編制がなされていることが条件となります。適正規模の組織編制に対応した適正人員の配置が必要です。

ポイント　人の上に人を立たせる

任用業務です。役目を与えて働かせることです。優れて秀でているスタッフを選別し配置します。

ポイント　組織の目標を作らせる

目標の設定業務です。組み立てることができ、組み合わせてまとまりを作ることが組織です。組織の動きを把握できていないスタッフには組織目標を作ることはできません。目標とは組織の目的を達成するために設けるものです。

ポイント　目標必達活動をとらせる

目標に向かって志向行動をすることが求められます。

プロセスを管理することが大切です。プロセス管理の主眼は、スタッフに力量を発揮させるしくみの構築です。

例えると次のようなことです。アウトカムが目標であるとすると、クリティカルパスが目標志向行動のガイドであり、バリアンスの発見と解決が目標必達活動です。

ポイント　成果が出るように人を仕向ける

成果は出来栄えです。曖昧に業務をしていては良い出来栄えは期待できません。看護管理者とスタッフが常に緊張感のある関係を維持しつつ、適正で魅力のある組織を実現することなくして成果が出るように人を仕向けることはできません。

ポイント　成果に対して人を評価する

善悪や優劣などの価値を判じ定めることが評価です。適正な人件費を維持管理するための適正な人件費単価の決定および適正な人員配置が前提です。

ポイント　更なる可能性を引き出す

できる見込みをつけることが可能性を引き出すことになります。スタッフのリテンション（強み）とキャリア（専門的技能）の管理です。市場や環境に対応した人事制度構築に深く関わりを持つ領域です。可能性の見極めが必要です。

ポイント　不具合な人の処置をする

人的資源管理においては欠陥と不具合は同義ではありません。スタッフとして具合がよくないことあるいは具合がよくない行動が不具合です。

欠陥とは欠けて足りないものあるいは不備です。欠陥者という概念は人的資源管理には存在しません。不具合を発見し、不具合を適切に処置することです。

病気や傷などの手当をすることを処置と言いますが、人的資源管理の処置は、物事をはからって決まりをつけることを言います。処置はいわば「はからい」です。粋なはからいもあればやむなくはからうこともあります。やむなくはからうものが懲戒であり、懲戒の極刑が懲戒解雇です。

2 スタッフを管理することとは「信用を得る」こと

信用とは何でしょうか。信用は信じて任用することです。看護はサービス業ですから、サービス業における信用の原型を例示します。

行商の慣行を破ったのは、今の百貨店三越の創業母体「三井越後屋」です。「現金安売掛値なし根元は元禄年中、越後屋八郎左衛門、本町にて仲間はずれのものなり」(我衣)。安売できる根拠は物流の仕方を工夫したことと現金正札売りです。

当時の呉服商は得意先を御用聞きにまわって注文を請け、後で商品を届けるか、見つくろった商品を持参して買ってもらいました。支払いは半年分あるいは1年分まとめての掛売りです。売るための手数はかかるし金の回転率が良くありません。それに掛売りは取りはぐれも出ます。リスクがあるから掛値をつけざるを得ません。現金決済なら安値で販売できる道理です。

三井高利を始祖とする三井越後屋が、創業以来家訓にしてきたお客様本位の精神を明治期末に店員心得として手引きにしたのが「三越小僧読本」です。

三越小僧読本十条ほど挙げてみます。

1条、店の理念を周知して誠心誠意応対すること

2条、顧客に心眼を配ること

3条、顧客の無理を道理とすること
4条、顧客は買いにくるだけではなくさまざまである
5条、親切、用意、慇懃、正直、機敏、あらゆる匙加減をして接客すること
6条、美服に媚び粗服を侮ることをしてはいけない
7条、活動的であれ
8条、仕事中には5禁がある。欠伸、無愛想、陰口、舌打、懐手を禁止している
9条、お客様本位が三越魂であるから片時も忘れるな
10条、三越小僧に望む5要件。
姿勢を正しくしろ
お客様に親切、平等にしろ
用務は機敏にしろ
目上には尊敬を払い、目下には同情を垂れろ
自ら責め、自らを省みろ

信用は、スタッフだけではなく、患者からも得ることです。信用を得る近道は、**押しつけを対話に変えることです**。「**それは違います**」を、「**とおっしゃいますと**」という**問いかけに変えることです**。

つまり、①理由を問いかける、②背景を問いかける、③欲しているもの（ウォンツ）を理解する、④スタッフや患者の声を行動レベルに落としこむ、ということが大切になります。

3 スタッフを早く一人前にするには「育成目標」を明確にする

育成目標がはっきりしないと場当たり的になってしまう

ＯＪＴ、スーパービジョンおよびプリセプターシップいずれも育成の仕組みです。

ＯＪＴは、職場ぐるみで意図的、継続的、計画的に上司あるいは先輩が、部下あるいは後輩に、現場で、仕事に必要な能力を習得させるための実地訓練です。

スーパービジョンは、スーパーバイザー（熟達者）がスーパーバイジー（未熟練者）に一定の能力を習得させるための教育的指導です。

プリセプターシップは、プリセプター（伝達者）がプリセプティ（被伝達者）に業務に必要な知識、技術および意欲などを教示するものであり、新人育成の制度として広く浸透しています。

ＯＪＴ、スーパービジョンおよびプリセプターシップは、育成目標が定かでないと場当たりなものになりかねません。

育成計画が抽象的であるとか、教える者が育成に熱心でないとか、教わる者と育成に関する対話をしていない、チーム内で育成に関する合意形成がない、などという場合には所期の効果は期待できません。

ＯＪＴ、スーパービジョンおよびプリセプターシップを導入していても形だけのものは始末が悪いことになります。

教える者も教わる者も「押し付けられた」から仕方なしにしている程度では金、時間そして労力の無駄です。

仕事を任せたいが、任せることができないとか、なかなか一人前にならないなどということが起こっていたら形骸化している証です。

育成はスタッフのやる気次第

育成の秘訣は、「あせらず」、「急がず」、「根気よく」ということです。

管理者の育成能力が高いからといって、スタッフが成長するとは限りません。育成はスタッフの理解能力の高さのみならず、理解したことを行動に移す顕在化能力の程度に関わってくるからです。

働き蟻の貢献行動は、3対4対3として知られています。専ら働いているのが3割、働いたりさぼったりしているのが4割、残りの3割はまったく働かないというものです。まったく働いていない3割を取り出し、動きを観察すると、その3割が、面白いことに、母集団の3対4対3と同じ比率になるということです。

育成の制度は、スタッフの能力とりわけ「やる気」が大きく左右することになります。育成には体験や経験が不可欠だ、一人で解決できるものは自分で解決させるなどというのは管理者の思い込みにしか過ぎません。

スタッフにやる気を出させるために何をしたらいいのでしょうか。

やる気を出させるためには、その気にさせるにことが一番です。

その気になるとは、相手に言われた通りに考えるようになることを言います。その気になるのは、叱られた時よりも褒められた時が多いのです。

褒めるとは、評価し、よしとしてその気持ちを表すことです。

「yes」だけではなく、評価が必要です。

評価とは、善悪、美醜、優劣などの価値を判じ定めることです。

育成者の評価軸が狂っていると、褒めたり、褒めなかったりということになりがちですからスタッフは混乱します。

上司や先輩がタイムリーな助言をする、自覚を持たせる、上司や先輩がフォローするなどが効果的ですが、その前提は、褒めることです。

叱るには、声をあらだてて欠点をとがめるなどというのは感情が勝っただけのことですから育成とは程遠いのです。

誤りや良くない点を改めるように言うことが戒めるです。戒めとは、諫め、禁める（いさめる）です。

一人前と発展途上との違い

看護理論家ベナーは育成の理論的根拠を論じています。ベナーは、看護師を名人にするために技術習得を経年でモデル化しています。

看護師は専門技術職です。技芸に優れて名のある人物が名人ですが、臨地臨場の経験知が高いことを示しています。

専門技術職の名人にとって、最も重要なことがあります。**「基本となる業務および重要な業務には間違いがない」**ことです。

一級の人物こそ看護師が目ざすべき〝名人〟

専門技術職は4つのカテゴリーに区分することができます。

①4級の人物

4級の人物は技術も未熟、経験知も乏しいから1人で仕事をさせるわけにはいきません。

②3級の人物

3級の人物は、不具合や問題が起こりそうだということには思いが至るが、手を打っていないために心配したことが発生してしまい、あたふたして大騒ぎします。

③2級の人物

2級の人物は、起こるかも知れない不具合や問題を想定して、打つ手を考え、実際に発生した時には適切に対応しますが、起こるであろうと想定した不具合や問題とは異なることが発生した時には、「想定外」などと言い出し、時には、立ちすくんでしまいます。

発生したトラブルを、一大事などと騒ぎ立てます。一大事とまくし立てれば立てるほどに、そして、そのことを解決したとなると周囲からは、「流石です」などと評価されることになるものです。

④1級の人物

一級の人物はというと、何も起きません。些細なことにも気を配り、些細ではあるけれど重要なことを見抜き、事前に手を打っておくからです。

想定する範囲が広いし、形式知のみならず暗黙知についても長けていますから、当たり前のように業務を熟しています。

形式知は知識に関するものですからマニュアル化できます。

暗黙知は知恵の世界であり、勘やコツなどを含みマニュアル化しづらいものです。

一級の人物にはトラブルが発生しないので、目立たないし、ごく普通の人物と思われがちです。何事もなく、業務をしているので、その人物の仕事に対する本質を見極めないと平々凡々の人物と見られがちです。ここに言う一級の人物こそベナーが考えた看護師としての名人ではないでしょうか。


OJT、スーパービジョンおよびプリセプターシップはどのような人物に効果があるのでしょうか。

4級は、技術も未熟、経験知も乏しいので、1人で仕事をさせるわけにはいかない人物です。プリセプターシップが効果があるでしょう。

3級は、不具合や問題が起こりそうだということには思いが至りますが、手を打っていないために心配したことが発生してしまいます。

あたふたして大騒ぎする人物に対してはスーパービジョンがよいでしょう。

どのような状況でどのような問題が生じるのかを教示するための仕組みとしてスーパービジョンが適合します。

2級は、起こるかも知れない不具合や問題を想定して、打つ手を考え、実際に発生した時には適切に対応するのですが、対応能力はその範囲でしかないために超えさせる仕組みとしてOJTがよいでしょう。

一級の人物はというと、何も起きないのですからOJT、スーパービジョンおよびプリセプターシップいずれも適合しません。

一級の人物へと導くためには教育の仕組みではリードできません。

仮に教育の仕組みに期待するとしたら、「教える者はいつか教わる者が超えていく」ものであるいう信念のもとに真摯に向き合うことです。

４　職場ぐるみで目標管理をするには、「見える化」する

職場ぐるみで育成する仕組みを作る

育成は管理者とスタッフの１対１の関係性が重要ですが、職場ぐるみの課題です。職場仲間の後押しなくして育成の仕組みは成り立ちません。

目標管理は上司と部下との１対１の関係性が重要視されますが、組織的な連鎖なくしては目標管理ではありません。

病院目標が全体目標であり、看護部の目標が部目標であり、以下、上位目標をブレイクダウンしていき、個人目標となります。

問題は３つに区分できる

目標管理は問題解決行動です。問題とは、あるべき姿と現状との乖離であり、当然に解決しなければならない事柄です。

前にも述べましたが、問題には性質によって３つに区分することができます。

①逸脱型問題

ルールや手順から逸脱したことによって生じる問題です。

②未達成型問題

水準や到達値に届かなかったことによって生じる問題です。

③形成型問題

働きがいとかやる気などという定性的なものであり、期待どおりの状態ではないことによって起こる問題です。

この3つの問題の解決方法はいささか異なるものですが、総じて言うと、問題を洗い出し、目標達成のために行動することです。

〝見える化〟すると問題解決しやすくなる

問題解決行動をわかりやすくするためには、目標を数値化します。数値化しづらいものは図柄にするなど「見える化」します。

①目標項目（目標内容と行動計画）

目標項目は、上位目標との連鎖によって設定するものですが、項目を具体化するために「目標の内容」と「行動計画」が欠かせません。

育成を目標項目にする場合は、どの水準まで、どのような方法で育てるかなどといったことが目標の内容です。

育成工程と育成行動が行動計画です。

②期限

目標の内容と目標行動をつなぐものが、いつまでにという期限です。

③達成水準

達成水準が育成すべき到達値です。

結果が達成水準に到達しない場合には、不具合を洗い出し、改善するために内容を具体化する必要があります。

目標管理として看護管理における育成テーマを展開したものが以下の2つの図の見える化例「患者満足度の向上」と「看護学生の臨床実習における満足」です。

成果、見える化（一歩進んで視える化）、行動計画および合意形成の場について構造的にまとめたものです。

目標管理をするための見える化例・「患者満足度の向上」

看護管理シート

目標連鎖性
PS（患者満足度）の向上

連鎖項目	コンテンツ（1）	コンテンツ（2）
成果 ガイドライン	（1）入院患者満足度調査結果	（2）外来患者満足度調査結果
視える化	（1）インフォームドコンセント（説明と同意）のコンセンサス75～80%	（2）暦年調査を実施し、待ち時間を2割短縮する
行動計画	（1）患者満足度調査　年4回／四季毎に実施し、結果のフィードバックを行う ☆ポジティブ・フィードバック ☆ネガティブ・フィードバック	（2）外来窓口接遇対応の向上 ☆待ち時間の2割短縮 ☆窓口で使用する用語の分かり易さ
コンセンサス（合意）を得る場	全病棟看護師長会議 各病棟主任会議	全病棟看護師長会議 各病棟主任会議

Point

入所患者に満足度調査および外来患者の満足度調査を行うことによって、定性的な目標を視える化し目標管理活動を行います。

満足度あるいはコンセンサス（合意）の程度は１人ひとり異なります。それにしても、こうした定性的なものを十人十色といってしまったのでは管理はできません。そこで、定性的なテーマは見える化し、なるべく測る化できるようにする必要があります。

目標管理をするための見える化例・「看護学生の臨床実習における満足」

看護管理シート

目標連鎖性
看護学生の臨床実習における満足向上

連鎖項目	コンテンツ（1）	コンテンツ（2）
成果 ガイドライン	（1）実習内容の質向上と実習内容の充実	（2）実習環境の整備と実習指導者教育の実施と評価
視える化	（1）担当者の日勤配慮、全実習クールの6割を帯同実施	（2）実習評価の視える化（数値化）
行動計画	（1）実習環境の整備 ☆学生担当の決定と教育の実施 ☆看護師長による担当者へヒアリング実施	（2）学生受け入れ前の打ち合わせ ☆学校と年4回の協議 ☆院内における臨床指導者協議会開催
コンセンサス（合意）を得る場	教育委員会 全病棟看護師長会議	全病棟看護師長会議 各病棟主任会議

Point

2つの目標を設定するとして、1つは実習指導者の質向上および実習内容の充実であり、2つは実習環境の整備および実習指導者教育の実施と評価です。

看護学生の満足度を把握するのは簡単なことではありません。そこで、コンテンツ（1）、およびコンテンツ（2）を統合的に把握し、課題の洗い出しを行い、解決するための目標づくりや目標の管理が必要です。

パート 7

これからの時代にナースが挑戦すべきこと

1 地域連携で必要なチームづくりとは

地域連携が叫ばれています。そのためには看護および介護を一体的に包括するチームづくりが必要です。

介護職の意識変容を支援する

介護現場は、離職、採用難、低賃金など課題が山積ですが、国は介護職の処遇改善を打ち出しているものの解決が困難な状況があります。

医療機関に勤務する看護師に比し、介護施設に勤務する看護師の賃金などの処遇は低いことなど同一労働同一賃金の原則からすると改善を要する課題です。

治療をするところは医療施設、生活の介助をするところが介護施設、この概念は虚構です。高齢者の多くは生活習慣病を有しています。

特養やグループホームの利用者はほとんど罹病しています。

グループホームの入所条件は認知症ですが、認知症は病気であり、認知症の治療や療養なくして生活介助は成り立ちません。特養で服薬をしていない利用者は稀です。

介護施設にも医療的行為が必須です。療養上の補助なくして介護施設は機能しません。介護施設に勤務する看護師には、真のケアリーダーとしての役割認知および役割行動が求められています。

介護職の処遇改善の解決基盤をなすものは、介護施設に勤務する看護職の意識変容および行動変容です。

看護職のカテゴリー

看護職の種類と専門資格は多様化しています。

看護師の種類は、病院だけでも外来看護師、病棟看護師、オペ室看護師、ＩＣＵ看護師等があります。看護師の専門資格は、高度な知識と技術が求められる「専門看護師」や「認定看護師」など専門化が進んでいます。

ところが、看護師の課題の多くは中堅看護師層に存在しています。看護部長や看護師長などの看護管理者ではなく、専門看護師や認定看護師でもない看護師はその他大勢としての「中堅看護師」にカテゴライズされています。

看護師の大多数は中堅看護師であることを直視し、中堅看護師の陽と陰を洗い出す時期がきていますし、中堅看護師の自尊欲求を充足させることを可能にする看護管理が問われています。

看護の本質

看護の本質は、文化的権利、生存と選択の権利、尊厳を保つ権利、そして敬意のこもった対応を受ける権利などの人権を尊重することにあります。

患者あるいは利用者の年齢、信条、文化、障害や疾病、ジェンダー、性的指向、国籍、政治、人種、社会的地位を尊重することができないようなら看護職とは言えません。

看護師には４つの基本的責任があります。①健康を増進し、②疾病を予防し、③健康を回復し、④苦痛の緩和をすることです。

看護職は４つの基本的責務を行動化することが求められています。

基本的責任を果たすために自らに課題を課し、課題を解決するために挑戦しなければならないのです。

2 ますます一人ひとりの看護職の自発性が求められる

看護管理者の行う管理は、患者のために有効に機能する管理であることは当然です。そのためには一人ひとりの看護職の自発性を可能にする組織づくりが求められています。

自発性を発揮するために必要なこと

①サイクル管理

経営管理には循環過程があり、マネジメントサイクルと言います。PDCA&SDCAサイクルが良く知られていますが、ニューマンのものもあります（W・ニューマン・作原猛志訳『経営管理』有斐閣、1958年、14頁）。

自発性を一過性にしないためには、ニューマンのマネジメントサイクル（計画→組織→調達→指揮→統制→計画……）を機能させることです。

②自発性を発揮するために看護師が共有すべきこと

特定の看護職だけに自発性が求められるわけではありません。看護組織のチームの一員である看護師には誰にでも自発性が必要です。

そのためには、看護組織として、以下の管理の諸要素を共有しなければならないのです。

■共有すべき要素

・理念
・方針
・機構
・仕組み
・人材
・組織風土
・管理能力

③看護管理者の管理対象

看護管理者の管理対象があります。看護管理者が行う管理対象は以下のとおり６つあります。

■６つの管理対象

・品質
・時間
・経費
・安全
・環境
・行動

④行動管理

管理対象のうち「行動」は、看護管理にとって重要な管理対象です。看護管理者の役割は、看護業務を管理することであり、看護職の「心」を自在に扱ってはならないし、看護職の全人格を支配してはならないのです。

看護管理者は、看護職の行動に焦点を当てて、時間、行為、工程を管理する必要があります。時間管理の基本は「すぐ行う」こと（＝即時）、看護行為の基本は「適切」に行うこと、工程管理の基本は前工程と後工程との「連携」です。

自発性を発揮する上で注意したいこと

意欲の発露が自発性ですが、留意しなければならないことが2つあります。つもり違いを生じさせないことが1つ、もう1つはリスク管理です。

①つもり違いの防止策

「したはず」、「できているはず」、「終わっているはず」などのつもり違いが生じると看護業務の品質を維持できないどころか品質が低下しがちです。その結果として自発性が抑制されてしまいます。

・標示をする

滞留状態、稼動状況、進捗実績を標示する（視える化）ことによって、看護管理の質を維持します。

・**未然防止する**

ミスを防止する仕組みとして予防的管理が必要です。

・**模擬訓練を実施する**

準備万端は、管理にゆとりを持つために必要ですが、準備の一環として模擬訓練を管理手段に組み込むことが大切です。模擬訓練は、間違いを犯す危険性あるいは潜在的な弱点を改善するために効果があります。

②リスク管理

安全が確保されていないと安心はありません。安心できない職場には安逸もありません。仕事を安んじて楽しむことを安逸と言い、今で言うところの働きがいです。

リスク管理は、安全な状態を維持し続ける活動であり、先手の安全維持活動として機能させることです。

看護組織は、リスク管理のために知恵を絞り、安全を確保するための方策を編み出してきました。看護管理者は、ヒヤリ・ハット活動によって安全確保のための「方策」を考えて実践し、事故を防ぐ必要があります。

・**組織の学習能力を高める**

事故が発生したら学習能力を高めて、同種事故の再発を防ぐことも看護管理者の責務ですが、スタッフにミスを発生させない管理を強要しがちです。

しかし、人間はミスを犯すものであり、エラーをするから人間であるという言い方もできます。

人間の犯すミスがヒューマン・エラーです。ミスを犯さない仕組みづくりとともに、安全を確保する事前の対策が求められます。

そこで、ある職場で起こったヒューマン・エラーは他の職場でも発生するという視点に立って水平展開し、組織の学習能力を高めたいものです。事故を再発させない教育や仕組みづくりの高さを組織の学習能力と言います。

看護管理者になるためには心と顔をブランディングする

看護管理シート

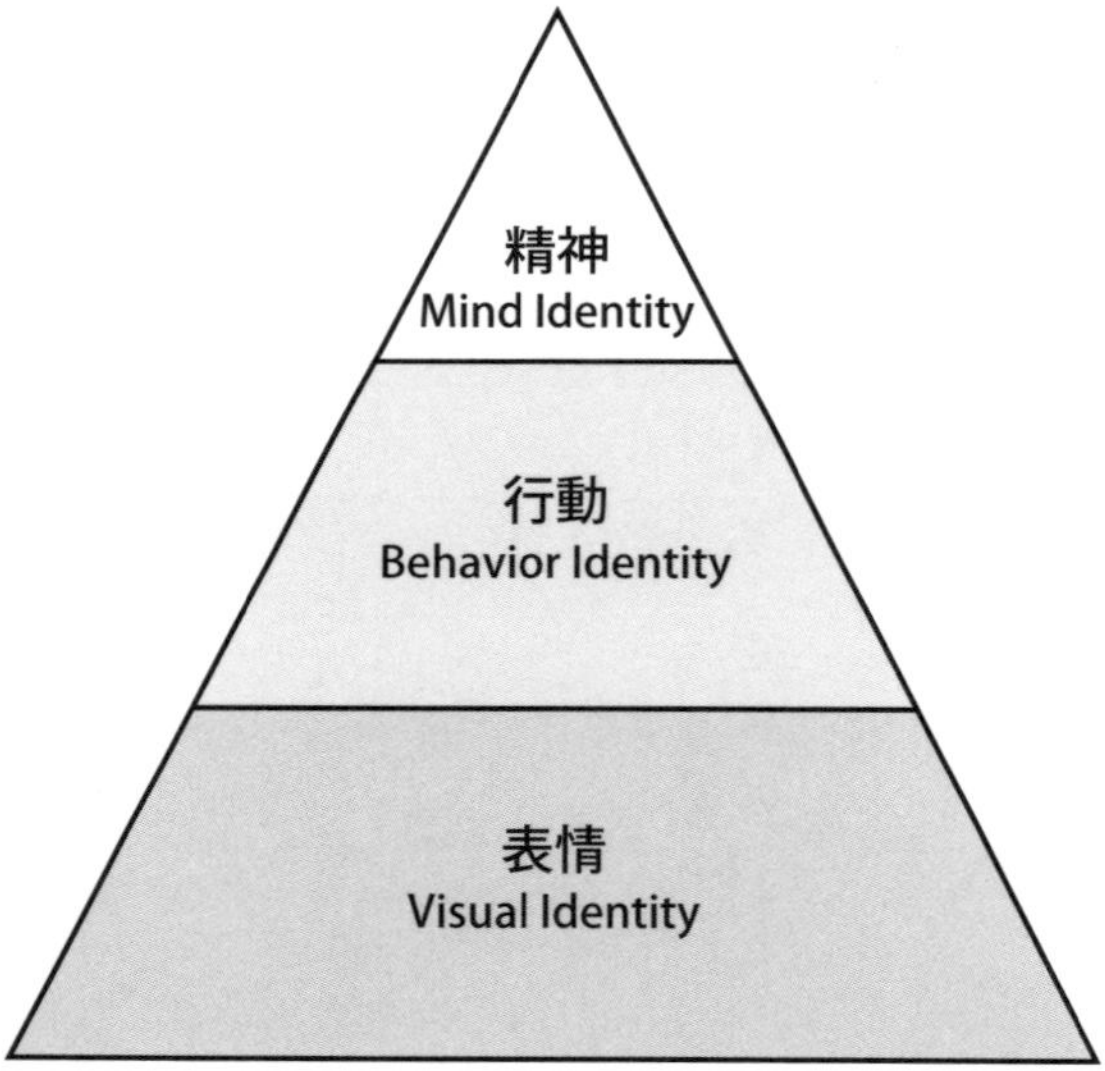

Point

ブランディングとは、共通のイメージを地域や患者などに持ってもらうための手法の総称です。ブランディングは実態のない価値です。ブランディングを怠ると知名度が下がり、評判も落ちることになり得ます。

病院というと医師が中核に位置付けられますので、医師の評判が病院の価値に直結するようでもありますが、医師同様、いや場合によっては医師以上に看護師の行為が病院の価値を決めかねません。

評判のもとになっているものは、技術もさることながらスタッフの応対、行動、表情等です。

スタッフの表情、行動、精神、心配りに関心を持って自院の価値を高めることも看護管理者の役割です。

デール・カーネギーは笑顔に関して述べています。「笑顔を作るためには 1 ドルもかからないが、笑顔の効果は 1000 万ドル以上である」

管理者の使命を実践する看護に対応した組織づくり

看護管理シート

Shared Values　理念
Strategy　戦略
Structure　機構
System　しくみ
Staff　人材
Style　組織風土
Skill　管理能力

7Sの実践化

Point

卓越した組織づくりは看護管理者だけでできるものではありません。

スタッフともども組織づくりが必要です。

卓越した組織づくりの要素が7Sです。

他より抜きん出て優れていることが卓越です。この7つの項目の良否が看護管理の適否になります。優良可の評価を行い、すべて優なら卓越した組織です。卓越した組織づくりを職場ぐるみ、看護部全体で推進してください。

あとがき

人は元来、変化を嫌います。しかしながら、変化に対応できなければ専門職としては生き残れないということも知っています。「この世に生き残る生き物は、最も力の強いものか。そうではない。最も頭のいいものか。そうでもない。それは、変化に対応できる生き物だ。」（ダーウィンの進化論）

1 看護管理の管理力

看護管理の管理力には、日常管理、維持管理力、改善管理力、方針管理力の4つがあります。日常管理は、日々の業務を管理する能力です。維持管理力は、当り前のことを当たり前にする（維持管理）能力です。維持管理力は、安全に、正しく、遅れなく、漏れなく業務をさせる能力です。方針管理力は、病院さらには看護部の方針を方針どおり管理することであり、方針と現状とのギャップを課題として、組織を挙げて挑戦し、結果を導き出す能力です。

（1）看護管理者に要求される能力

こうした4つの能力のうち、とりわけ、看護管理者に要求される能力は維持管理力ではないでしょうか。維持管理力とは、要因系（インプット　Cause type）のアイテムであるMan（看護師）／Method（看護行為）／Material（看護材料）／Machine（設備・機械）の4Mを管理し、結果系（アウトプット　Result type）のアイテムであるQuality(看護品質）の維持向上を実践することです。維持するためには、作ったルールや標準類などの決めごとを看護師任せにしないで、適時適切に指示し、守らない者は諭しつつ教えて守らせることです。

（2）守らせること、改善すること

ルールや看護手順が守れている状態を「正常」と定義し、それと異なる状態の「異常」を検出する力を高める仕掛けを作り、対処します。このうち、育成に最も関わることがルールや看護手順を守らせることです。守れないようなら、なぜ守れないか、現場で起こった異常を検出し、それに改善を加える必要があります。

改善するための要諦は次のとおりです。

①変えることを是とする看護師を育てる
②小さな変更でも良いのでやらせてみる
③従来の風習・慣習・やり方にとらわれず、変えることに躊躇しない
④失敗したり間違ったりした時にサポートなりフォローする
⑤言い訳やできない理由を繰り返す看護師を説得し、動機づけをはかり、推し進める

2 コミュニケーション・マネジメントの基本は育成

育成は、業務の遂行を通して、看護師個々の能力をレベルアップすることが目的です。看護師個々の現有能力を把握し、必要能力とのギャップを能力開発必要点と考え、それを埋めるために育成計画を立てる必要があります。

それでは、看護師個々の育成がコミュニケーション・マネジメントの質向上に機能している

のか、次の8つのことを自問してください。

（1）教える

個々の看護師にチームやメンバーから何を期待されているかを自覚させ、そのために何をしなければならないかを教えていますか。

（2）育成目標を共有する

看護師個々のやりたいことと、チームとしての期待や目標との刷り合わせを通して、育成目標を共同して設定していますか。

（3）日常に育成場面がある

看護師個々は、看護管理者の仕事の仕方や考え方、業務上の指示や注意の仕方を通して、強く影響を受けます。看護管理者の日常行動そのものが育成になっていますか。

（4）仕事を教える

①準備をさせる↓　②作業を進める↓　③やらせてみる↓　④教えた後をみる、の4ステップを仕事の教え方の原則にしていますか。

（5）ＰＤＣＡ管理が育成に通じる

ＰＤＣＡ（計画・実施・評価・処理）のマネジメント・プロセスを管理することが育成に通じます。ＰＤＣＡのそれぞれの場面でマネジメント・プロセスとして育成を行っていますか。

（6）手抜きをしない

仕事への取り組みや基本姿勢、仕事についての考え方、看護観や価値観です。育成の手抜は看護管理者やチームにつけがはねかえることになります。看護師個々に、現在の仕事遂行だけでなくこれから担うべき役割遂行に必要な能力開発をしていますか。

（7）コミュニケーション・マネジメントの質を高める

看護師個々が指示されたことをそつなくこなすことが育成ではありません。育成は結果だけでなく、プロセスでの看護師個々との報連相が重要な育成機会です。看護師個々が主体的に仕事に取り組み、自己決定できるよう導いていますか。

（8）看護管理者の姿勢が問われる

仕事の場面だけでなく、休憩や雑談、飲食機会等々も、育成の機会です。看護管理者自身が成長への努力をする姿勢あるいは看護管理者自身のキャリア形成のための真摯な姿勢が育成には不可欠であると心得て行動していますか。

本書は看護管理の出来栄えを高めるための後押し書です。何のために育成が必要なのでしょうか。本書の内容は育成のための知見や対話の技術ですが、知見や技術を実践に応用することなくして、コミュニケーション・マネジメントも育成も不確かです。何のために「育成するのか」(目的)、誰のために「育成するのか」（利益享受者)、どういう状態にするのか（能力の水準やレベル)、どういう成果を期待するのか(業務の期待成果)そして何を身につけてほしいのか(職務達成の質とレベル）を明確にしていただくための書です。

葛田一雄

葛田一雄（くずた・かずお）
(株)ケイツーマネジメント代表、学校法人三橋学園理事、日本生涯教育学会会員。
数多くの病院、介護施設、企業等において、組織構造改革、コンプライアンス推進、管理者&専門職育成に携わる。明治大学、青森公立大学、横浜市立大学、愛媛大学他で教職を務める。国立公衆衛生院(現国立保健医療科学院)管理保健師養成、看護協会認定看護管理者教育（ファーストレベル&セカンドレベル）、病院協会リスクマネジメント体制構築等において講師を担当する。職域団体・職能団体において、リベラルアーツ(全人教育)の企画・制作・実践に関わっている。
著書には、『困った看護師を一人前にするコミュニケーション術』『残念なナースが職場のリーダーに変わる「魔法の会話術」』『病院の見えないリスクに「気づく」方法』『看護管理者のためのファシリテーション入門』(以上、小社刊)など多数。

ナースを育《そだ》てる対話《たいわ》の技術《ぎじゅつ》

2024年10月21日　初版発行

著　者　　葛　田　一　雄
発行者　　和　田　智　明
発行所　　株式会社　ぱる出版

〒160-0011　東京都新宿区若葉1-9-16
03（3353）2835―代表
03（3353）2826―FAX
印刷・製本　中央精版印刷（株）
本書籍に関するお問い合わせ、ご連絡は下記にて承ります。
https://www.pal-pub.jp/contact

ISBN978-4-8272-1474-1　C2047